Aus dem Inhalt

Zu den Steiner-Zitatangaben in den FLENSBURGER HEFTEN: Die GA-Nummern beziehen sich auf die jeweilige Bibliographie-Nummer der Rudolf Steiner Gesamtausgabe im Rudolf Steiner Verlag, Dornach/Schweiz. Danach sind in der Regel das Erscheinungsjahr der benutzten Ausgabe, das Vortragsdatum bzw. Kapitel und die Seitenzahl angegeben, von der Autor-, Titel- und Ortsnennung wird abgesehen. Nach Bibliographie-Nummern geordnet ist die Rudolf Steiner Gesamtausgabe im Katalog des Rudolf Steiner Verlags aufgeführt. Der Katalog ist durch den Buchhandel erhältlich.

Liebe Leserinnen und Leser!

Seit Urzeiten berichten Menschen von Erfahrungen jenseits der Todesschwelle. Lesen Sie in diesem Band die ergreifenden und begeisternden Berichte derjenigen, die in unserer Zeit durch ihre Nah-Todeserfahrungen einen Blick in die geistige Welt geworfen haben. Sie erzählen von außersinnlichen Wahrnehmungen, Tunnelerfahrungen, Zuständen reinsten Friedens und totaler Schwerelosigkeit, Begegnungen mit Verstorbenen und Lichtgestalten in einem Reich vollkommener Liebe. Sie schauten jede einzelne Szene ihres verflossenen Lebens in einem großen Bilderpanorama. Aber es blieb nicht beim bloßen Betrachten, denn sie empfanden auch die Wirkung ihrer eigenen Taten auf die Menschen, die ihnen während des Lebens begegnet sind. Diese erschütternden Nah-Todeserfahrungen führen die betreffenden Persönlichkeiten nach ihrer Rückkehr ins Erdenleben meist durch eine Phase der Verunsicherung, die aber letztendlich in eine umfassende Wandlung der gesamten Lebensführung mündet.

Vorliegendes Buch stellt Ihnen zu Beginn eine erste Nah-Todeserfahrung vor. Es folgen überblickartige Darstellungen der einzelnen damit zusammenhängenden Phänomene sowie ein Artikel mit Aussagen Rudolf Steiners über das Leben nach dem Tod. Im zweiten Teil des Bandes lesen Sie Berichte von Persönlichkeiten, die bereits durch ihre Erlebnisse jenseits der Schwelle in der Öffentlichkeit bekanntgeworden sind, sowie die Forschungsergebnisse und Schlußfolgerungen eines Wissenschaftlers, der sich intensiv mit den Phänomenen der Nah-Todeserfahrungen befaßt hat.

Eigentlich war auch ein Interview mit Dannion Brinkley – „dem Mann, der zweimal starb" – vorgesehen, aber kurz vor dem geplanten Termin mußte er wegen Herzstörungen ins Krankenhaus und wäre am Tag des mit Florin Lowndes terminierten Gesprächs fast zum dritten Mal gestorben. Glücklicherweise ist er bald darauf wieder genesen.

Wir danken Harald Kiczka und Florin Lowndes für ihre Mitarbeit sowie Alain Denjean und Malte Dierchen für ihre Übersetzungsarbeiten.

Es grüßt Sie
Ihre FLENSBURGER HEFTE-Redaktion

Achtung! Wir suchen Berichte von Menschen, die Nah-Todeserfahrungen hatten, um gegebenenfalls eine weiteres Buch zu diesem Thema zu veröffentlichen. Bitte schreiben Sie uns, wenn Sie bereit wären, sich über Ihre Erlebnisse interviewen zu lassen oder einen Bericht zu verfassen.

Begleitung in den letzten Augenblicken des Lebens

Interview mit Dorothea Rau-Lembke

von Wolfgang Weirauch

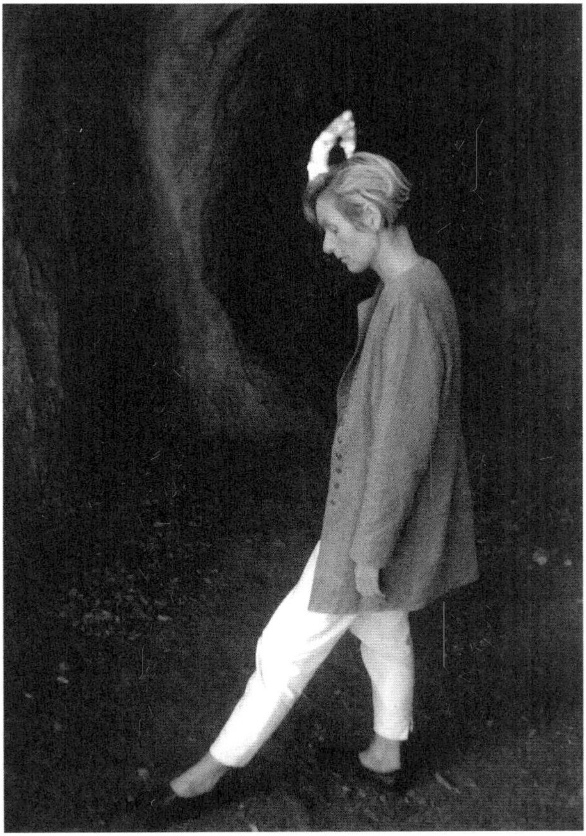

Dorothea Rau-Lembke, *geb. 1960 in Wunsiedel, verheiratet, lebt in Bamberg. Studium der Literatur- und Kunstgeschichte, Philosophie, Theologie. Ausbildung in Psychologie.*

Freiberufliche Dozentin. Derzeit Arbeit an einer empirischen Studie zum Thema „Sterben“ vor dem Hintergrund des englischen Terminal-Care-Konzeptes. Seit über zehn Jahren Sterbe- und Trauerbegleitung. Aufbau und Begleitung einer Selbsthilfegruppe „Trauer nach Suizid und erweitertem Suizid“.

Mit dem folgenden Gespräch geben wir einen ersten Einblick in die Welt des Nachtodlichen. Vor 15 Jahren hatte Dorothea Rau-Lembke ein Nah-Todeserlebnis, das durch eine schwere Krankheit ausgelöst worden ist. Erst kürzlich ist sie mit ihrem intimen Erlebnis an die Öffentlichkeit getreten und berichtet nun auch hier von der Begegnung mit Verstorbenen, ihrem Lebenspanorama und dem Lichtreich, aus dem Sie wieder in Ihren Körper zurückgedrängt wurde. Von wesentlicher Bedeutung ist vor allem, wie stark Dorothea Rau-Lembke nach ihrer Nah-Todeserfahrung ihr eigenes Wesen und ihre Stellung zur Welt und zu anderen Menschen verändert hat.

Wolfgang Weirauch: Hatten Sie vor Ihrer schweren Krankheit im 20. Lebensjahr schon einmal außersinnliche Wahrnehmungen?

Dorothea Rau-Lembke: Ich hatte ein Erlebnis in meinem 17. Lebensjahr, und zwar genau in dem Moment, in dem meine Freundin starb. Ich wachte in der Nacht plötzlich davon auf, daß sie in meinem Zimmer anwesend war. Ich hatte das Gefühl, daß sie noch einmal zu mir kam, um sich zu verabschieden. Im Grunde war es nur wie ein Hauch, aber innerlich habe ich es ganz ernstgenommen. Ich bin anschließend beruhigt eingeschlafen in dem Wissen, daß jetzt mit ihr alles gut ist. Am nächsten Morgen klingelte dann bei uns das Telefon, und ich erfuhr, daß sie wirklich in dieser Nacht gestorben war.

W.W.: Aber eine Gestalt haben Sie nicht gesehen?

D. Rau-Lembke: Nein, ich habe nur gespürt, daß sie anwesend ist. – Ich hatte vorher überhaupt keine Ahnung, daß es solche Erlebnisse gibt. Und nach meinem Nah-Todeserlebnis einige Jahre später war ich sehr erschrocken, zumindest beim ersten Nachdenken darüber.

„Mein Vater hat zu seinem Gott geschrien“

W.W.: Wie war Ihr Charakter vor Ihrer Krankheit? Gibt es z.B. einige wesentliche Punkte, die wichtig zu wissen sind, um Ihre seitherige Veränderung zu verstehen?

D. Rau-Lembke: Vor der Krankheit war ich sehr ehrgeizig und leistungsorientiert, auch war ich ein Mensch, der alles vorhergeplant hat. Meine Krankheit kam mitten im Abitur, und das damit verbundene Nah-Todeserlebnis hat mich um 180 Grad verändert.

W.W.: Welche Krankheit hatten Sie zu dieser Zeit, und was ist körperlich vorgefallen?

D. Rau-Lembke: Die Krankheit, die ich damals hatte, ist über längere Zeit entstanden, mit den verschiedensten Mitteln behandelt worden, und erst lange Jahre danach habe ich wirklich erfahren, was bei mir vorlag: nämlich ein Blinddarmdurchbruch nach vier Wochen Krankenhausaufenthalt, mit starker Beeinträchtigung anderer Organe. Wahrscheinlich hatte ich auch noch anderweitige Infektionen. Das Nah-Todeserlebnis hatte ich zwischen zwei chirurgischen Eingriffen, drei bis vier Tage nach der ersten großen Operation.

W.W.: Ging es so weit, daß Sie klinisch tot waren?

D. Rau-Lembke: Nein, ganz so dramatisch war der Krankheitsprozeß wahrscheinlich nicht. Es geschah nachts während meines Krankenhausaufenthaltes, und ich weiß nur, daß am Morgen danach Untertemperatur festgestellt wurde. Zwar kamen die Ärzte und Pflegerinnen alle herbeigeeilt und haben sich gewundert, aber während des Nah-Todeserlebnisses gab es an meinem Krankenbett keine Zeugen.

Am Nachmittag vorher hatte ich noch etliche Besucher, an die ich mich aber nicht mehr erinnern kann. Nur von meinem Vater weiß ich noch. Er hat wahrscheinlich gespürt, daß ich im Sterben lag. Mein Vater saß neben mir am Bett und hat richtig um mich gekämpft, innerlich gekämpft, daß ich weiterleben solle. Ich habe hinterher gesagt, daß diese Kraft von ihm – er ist evangelischer Theologe – mich am Leben gehalten hat bzw. mich wieder zurückgeholt hat. Aber das kann von mir auch eine subjektive Deutung sein.

W.W.: Hat Ihr Vater an Ihrem Bett gebetet?

D. Rau-Lembke: Ja, er hat nicht nur gebetet, sondern er hat zu seinem Gott geschrien.

Im Bett lag eine schneeweiße Tote

W.W.: Können Sie den Prozeß schildern, als Sie übersinnlich erwachten?

D. Rau-Lembke: Vorher war ich so schwach, daß ich nicht mehr den Knopf des Telefons bedienen konnte, weil ich meinen Arm nicht mehr heben konnte. Ich kippte dann einfach weg. Ich wurde durch eine graue Decke zu einem Licht gezogen und sah von oben den „Krankenhausgalgen“ am Bett sowie jemanden in diesem Bett liegen. Diese Gestalt war schneeweiß und wie tot – und das war ich.

W.W.: Wußten Sie sofort, daß dies Ihr Körper ist?

D. Rau-Lembke: Nicht im ersten Moment, aber schon nach kurzer Zeit war es mir klar. Diese Erkenntnis war furchtbar.

W.W.: Was ging gedanklich, bewußtseinsmäßig dabei in Ihnen vor?

D. Rau-Lembke: Vor allem ein Erschrecken darüber, wie ich aussehe. Das Gesicht war nämlich von der Krankheit gezeichnet. Ich war erschrocken darüber, daß in diesem Bett eine Tote liegt. Auf der anderen Seite war ich darüber erschrocken, daß es mich trotz des Leichnams im Bett immer noch gibt und ich mich so wahrnehmen konnte, wie dies damals geschah. Eigentlich war es eine Überforderung für mich. Trotzdem war es für das Gesamterleben nicht so wichtig wie das, was darauf folgte.

W.W.: Hatten Sie während dieses Out-of-body-Erlebnisses andere Wahrnehmungen? Haben Sie anders gehört oder gesehen als in Ihrem physischen Leib? Konnten Sie auch in andere Räume des Krankenhauses hineinschauen?

D. Rau-Lembke: Nein, im Nachbarzimmer war ich überhaupt nicht, denn eigentlich war ich nur ganz bei mir. Es war auch jenseits meines Interesses, denn ich war auch schon vorher ganz darauf eingerichtet, daß jetzt mein Sterbeprozeß beginnt. Es ging um mich. Das Gehör hat sich nicht verändert, ich habe keine besonderen akustischen Wahrnehmungen gehabt, allerdings war mein Gefühl unglaublich gesteigert und angereichert. Ich war hellwach, allwissend, so als könnte ich alle mir bekannten Menschen perfekt ausleuchten und als würde ich von ihnen alles wissen. Es war auch so, als würde ich die gesamte Zukunft und Vergangenheit kennen, und zwar was mit der Welt und mit mir selbst geschehen ist und sich noch ereignen würde. Irgend etwas muß auch darunter gewesen sein, was mich entsetzlich erschreckt hat. Leider weiß ich nicht mehr, was das war, auch wenn es von meinem Gefühl her etwas mit der Welt zu tun hatte. Ich wußte es nur in diesem Moment, hinterher nicht mehr. Aber es war etwas ganz Schlimmes, Bedrohliches.

W.W.: Hatten Sie auch das Tunnelerlebnis?

D. Rau-Lembke: Nein, aber es war mir, als würde ich nach oben durch eine graue Decke schweben. Möglicherweise ist diese Art des Erlebens darin begründet, daß ich durch Kaiserschnitt geboren worden bin.

Begrüßung durch Verstorbene

W.W.: Was schloß sich in Ihrer Nah-Todeserfahrung an das Out-of-body-Erlebnis an?

D. Rau-Lembke: Zunächst war es mir, als ob ich durch eine graue Decke hindurch in ein Lichtreich vorstoßen würde. Ich wurde in Richtung dieses

Lichtes aus meinen Körper gezogen. Das allererste war eine liebevolle und herzliche Begrüßung durch verstorbene Menschen, die mir sehr wichtig waren. Vor allem waren das die Freundin, von der ich eben berichtet habe, sowie meine Großmutter väterlicherseits. Was mich im nachhinein sehr frappiert hat, ist, daß ich meine Großmutter gar nicht gekannt habe, da sie vor meiner Geburt verstorben war. Aber sie war da, um mich zu begrüßen. Die Kommunikation mit den Gestalten geschah ohne Worte, es war so, als wäre ein Gedanke der Gedanke aller. Alles war sehr harmonisch und lichtdurchflutet. Diese Begrüßung durch die Gestalten war sehr überwältigend, im Grunde war es ein Meer von Liebe. Das hat sich dann immer mehr gesteigert, die Gestalten rückten langsam in den Hintergrund, und von da ab ging es eigentlich nur noch um mich.

W.W.: Können Sie die Verstorbenen ein wenig beschreiben? Waren es Lichtgestalten?

D. Rau-Lembke: Ja, man könnte sie als Lichtgestalten beschreiben, auch wenn unsere normalen Kategorien von Raum, Zeit, Farb- und Formgebung dafür nicht ausreichen. Wichtig war für mich, daß sie lichtdurchflutet waren, und dieses Licht war Liebe. Dieses Licht war auch Wissen. Es vermittelte mir, daß ich gestorben sei. Ich habe diese beiden ganz wichtigen Gestalten an ihrer Liebe zu mir erkannt. Diese unverwechselbare Beziehung hat sich bei mir wie durch ein Brennglas eingebrannt.

W.W.: Darf ich noch einmal wiederholen: Durch die Liebe dieser beiden Gestalten zu Ihnen haben Sie erkannt, daß es diese beiden Persönlichkeiten sind?

D. Rau-Lembke: Ja.

W.W.: War es Ihnen auch vorher schon klar, daß der Mensch nach dem Tod weiterlebt, oder haben Sie solche Gedanken abgelehnt?

D. Rau-Lembke: Ich hatte es mir manchmal gewünscht, aber eigentlich hatte ich den ganzen Bereich des Todes verdrängt. Sterben müssen die anderen, nicht ich – so empfand ich damals. Ich habe den Tod immer verdrängt, obwohl ich in einem Pfarrhaus und neben einem Friedhof aufgewachsen bin. Heute muß ich sagen, daß ich ohne die Stütze dieser beiden Verstorbenen während meiner Nah-Todeserfahrung im Weltall verloren gewesen wäre. Ich wäre in ein schwarzes Loch, in ein Nichts gefallen.

Aber daß die Begegnung mit den Verstorbenen mir Halt gegeben hat, war im nachhinein auch eine erschreckende bzw. frappierende Erfahrung, weil sie die blinden Flecken meines Weltbildes zerstört hat. Alles, was ich bisher gedacht und erlebt hatte, war durch dieses Erlebnis zerbrochen. Der Glaube an den persönlichen und den männlichen Gott war mir zerbrochen, denn das, was ich während meiner Nah-Todeserfahrung erlebt habe, war etwas Abstraktes, war etwas, was mit Ethik zu tun hat, aber nicht mit üblicher Moral. Vor meiner Nah-Todeserfahrung wußte ich auf fast alle Fragen eine Antwort, hinterher kaum noch auf eine. Und stark abgenommen hat sicherlich meine Angst vor dem Tod!

W.W.: Aber es war Ihnen klar, daß die Verstorbenen richtige geistige Lebewesen sind, die noch heute existieren?

D. Rau-Lembke: Ja. Natürlich hatten sie eine andere Gestalt, sie waren nicht so wie wir in einem physischen Leib, trotzdem hatten sie eine unverwechselbare Gestalt. Sie waren die Personen, die unverwechselbar nur sie selbst sein konnten.

W.W.: Was haben die beiden zu Ihnen gesprochen, und wie ging die Kommunikation vor sich?

D. Rau-Lembke: Die Kommunikation erfolgte nonverbal. Sie haben sich mir gegenüber dahingehend geäußert, daß sie riesengroße Freude empfinden, mich in diesem Reich begrüßen zu dürfen. Faszinierend war auch die Art des Gespräches. Das war kein Herantasten oder Small talk, sondern es war ein so inniges Gespräch, wie es hier auf der Erde höchstens in ganz intimen Beziehungen in seltenen Augenblicken vorkommt. Sie haben mir Freude und Willkommen vermittelt, Geborgenheit und unendlichen Trost gegeben.

W.W.: Wie war die Umgebung der Gestalten in diesem Lichtreich? Haben Sie paradiesische Landschaften wahrgenommen?

D. Rau-Lembke: Landschaften habe ich nicht gesehen, sondern nur eine unendliche Weite, eine schöne, lichte Weite. Ich erblickte zusätzlich sehr viele Gestalten, die auch alle freundlich und harmonisch wirkten, aber wichtig für mich waren eigentlich nur diese beiden. Diese Weite hat mir auch sehr gutgetan, denn auch hier im irdischen Leben liebe ich die Wüste und jede andere Weite. Allerdings war mir klar, daß sich hinter diesen Gestalten noch ein viel größeres Licht befinden muß, und zwar ein sehr starkes, zugleich aber sehr mildes Licht, das ich eigentlich nicht beschreiben kann. Diese Art von Licht habe ich seitdem auch nie wieder gefunden.

W.W.: Haben Sie, als Sie in der geistigen Welt waren, auch eine Art höllische Landschaft erlebt?

D. Rau-Lembke: Nein.

Das Lebenspanorama

W.W.: Wann trat das Erleben des Lebenspanoramas, des Lebensfilms, ein?

D. Rau-Lembke: Das trat nach der Erstbegegnung mit den beiden Verstorbenen ein. Es begann, als ich mich in meinem neuen Zustand ein wenig zurechtgefunden hatte. In diesem Panorama habe ich mein ganzes Leben erlebt. Bezeichnenderweise geschah dies unter einem ganz anderen, für mich ungewohnten Wertesystem. Besonders habe ich soziale Situationen erlebt, Vorfälle, bei denen ich anderen Übles angetan hatte. Normalerweise hätte ich mich für diese Vorfälle geschämt, aber in der Situation dieses Lebenspanoramas habe ich mich nicht geschämt, sondern ich habe mich selbst verstanden und mich liebevoll angenommen. Dann habe ich Situationen erlebt, in denen mir andere Übles angetan haben, und dadurch habe ich diese Menschen verstanden, und zwar besser und tiefer, als ich dazu jemals auf der Erde in der Lage gewesen wäre. Ich habe verstanden, warum diese Menschen mir verschiedenes angetan haben. Natürlich habe ich auch Glückssituationen erlebt. Aber ganz prägnant sind mir die Situationen bewußt geworden, in denen man sich gegenseitig Böses angetan hat.

W.W.: Lief Ihr Leben rückwärts ab oder stand Ihr Leben in allen Situationen gleichzeitig vor Ihnen?

D. Rau-Lembke: Es war sehr geballt, aber die Tendenz war eher zurücklaufend. Ganz sicher bin ich mir allerdings nicht. Vielleicht konstruiere ich in der Erinnerung das Rückwärtslaufen nur, denn im Grunde war alles gleichzeitig.

W.W.: Standen Sie den Bildern gegenüber oder waren Sie mitten in dem jeweiligen Geschehen?

D. Rau-Lembke: Ich war in dem Geschehen drinnen und war gleichzeitig tief in jeder Person, so daß ich sie verstanden habe. Vor allem habe ich sie umfassender als vorher verstanden. Auch mich habe ich ganz neu verstanden. Und unser gegenseitiges Verhalten sah ich in einem ganz anderen Licht.

„Ich konnte die Geheimnisse aller Personen lüften"

W.W.: Dann sind Sie also innerlich in die jeweiligen Personen geschlüpft und haben in ihnen die Schmerzen empfunden, die Sie diesen Personen während des Lebens zugefügt haben?

D. Rau-Lembke: Erlebt habe ich die Schmerzen eigentlich nicht, aber ich wußte um sie. Ich wußte ganz klar um diese Schmerzen. Im nachhinein ist es auch faszinierend, daß ich mich während dieses Erlebnisses nicht geschämt habe, obwohl ich genau wußte, was ich anderen Übles zugefügt hatte. Ich habe mich in diesem Lebenspanorama nicht einmal verurteilt, denn das Verurteilen war durch Liebe und Wissen abgelöst worden.

W.W.: Sie haben also nie unmittelbar gespürt, was ein anderer an Gutem oder Schlechtem durch Sie erlebt hat?

D. Rau-Lembke: In dem Erlebnis selbst habe ich es nicht gespürt, aber es war mir so, als ob ich es vorher gespürt hätte. Im Grunde war alles gleichzeitig.

W.W.: Sie haben gesagt, daß Sie z.B. erkannt hätten, warum andere Ihnen etwas angetan haben. Wahrscheinlich konnten Sie in die subjektive Ursachenverkettung im Umfeld dieser anderen Personen hineinschauen. Können Sie dieses Moment noch ein wenig beschreiben?

D. Rau-Lembke: Mir war, als ob ich in die andere Person hineinschlüpfen, als ob ich plötzlich alle Geheimnisse dieser Person lüften könnte und das ganze Konglomerat an Motiven wüßte.

W.W.: So als wären Sie der andere Mensch selbst?

D. Rau-Lembke: Ja.

W.W.: Geschah dies gleichzeitig mit mehreren Personen oder nacheinander?

D. Rau-Lembke: Eigentlich geschah dies mit allen Personen gleichzeitig. Zwar ist man versucht, alles chronologisch zu erzählen, aber es ist im Grunde alles gleichzeitig passiert.

W.W.: Wie haben Sie auf diese Phase Ihrer Nah-Todeserfahrung reagiert? War es ein Schock, erlebten Sie Gedanken der Erleichterung oder war es eine Art Aha-Erlebnis, weil Ihnen erstmals Ihre sozialen Beziehungen durchleuchtet wurden?

D. Rau-Lembke: Eigentlich war es sehr erhellend, auf jeden Fall eine Bereicherung. Im nachhinein könnte ich es als ein Aha-Erlebnis bewerten, aber während dieser Erfahrung war es das Erleben von eigener Liebesfähigkeit, um die ich vorher nicht wußte. Ich habe dabei Räume entdeckt – in mir und anderen gegenüber –, die ich vorher einfach nicht genutzt habe.

W.W.: Könnten Sie einmal ein Beispiel davon geben, wie Sie einer Person etwas angetan haben bzw. diese Ihnen, und was Sie während des Lebenspanoramas durch Ihren überschauenden Wissensblick verstanden haben?

D. Rau-Lembke: Ich hatte z.B. eine Beziehung zu einem Mann, die sehr problembehaftet war. Er war auch damals in einer sehr schwierigen Situation, aber ich hatte für ihn in manchen Punkten Unverständnis, obendrein auch einige Ansprüche. Während dieser Nah-Todeserfahrung habe ich verstanden, warum dieser Mann so ist, wie er ist, und habe auch Dinge wahrgenommen, die ich ihm hinterher auf den Kopf zusagen konnte und die alle stimmten. Das waren Bereiche, die ich vorher allerhöchstens ahnte, aber nicht genau kannte.

W.W.: Ging das Lebenspanorama bis zur Kindheit zurück?

D. Rau-Lembke: Ja, ich habe bis zu meiner Geburt alles gesehen.

W.W.: Über die Geburt hinweg haben Sie nichts geschaut?

D. Rau-Lembke: Konkret nicht. Aber etwas Wichtiges war noch die Liebe meiner Eltern zu mir, die in irgendeiner Form auch vorhanden war, allerdings nicht in einem konkreten Erlebnis. Es waren eher kleine Erlebnisse, die wahrscheinlich in die Zeit vor meiner Geburt hineinreichten. Ich habe plötzlich gespürt, daß meine Eltern mich gewollt haben, bevor es mich gab. Das stimmt auch damit überein, wie es wirklich war.

Die irdischen Werte verschwinden

W.W.: Kam während der Schau des Lebenspanoramas irgendeine Ihnen bekannte Person oder auch eine andere Gestalt auf Sie zu, um mit Ihnen gemeinsam das Lebenspanorama anzuschauen bzw. zu bewerten?

D. Rau-Lembke: Nein, dabei war ich ganz mutterseelenallein. Die Verstorbenen waren in diesem Moment zwar wohl noch anwesend, aber sie traten in den Hintergrund und waren nicht mehr so wichtig.

Als Botschaft für die Zeit danach ist mir geblieben, wie wichtig die Begegnung mit Menschen ist, auch wie wichtig die Begegnung mit mir selbst ganz allein ist. Die Zeit, die ich mit mir selbst verbringe, ist ebenfalls eine ungeheuer kostbare. Diese beiden Themen waren auch bereits während des Lebenspanoramas deutlich und klar in meinem Bewußtsein.

W.W.: Gibt es noch etwas Wichtiges über dieses Lebenspanorama zu erzählen, was wir bisher noch nicht angesprochen haben?

D. Rau-Lembke: Im nachhinein hat es mich fasziniert, daß der Leistungsbereich und alles, was für mich vorher in diesem Sinne wichtig war, dort überhaupt keine Rolle mehr spielte. Auch Äußerlichkeiten oder Dinge, auf die man normalerweise achtet, hatten dort überhaupt keine Bedeutung mehr. Es ging wirklich um soziale und emotionale Qualitäten, um das Verstehenkönnen anderer Menschen, um Vergebung und darum, Macht aufgeben zu können. Darüber denke ich seither sehr oft nach, denn meine Erfahrung macht die Werte unserer Gesellschaft ziemlich mürbe.

Der Sog in das Licht

W.W.: Auf welche Weise verschwand das Lebenspanorama wieder?

D. Rau-Lembke: Es war damit abgeschlossen, daß das Licht immer wichtiger und daß der Sog, der von dem Licht ausging, immer stärker wurde. Ich hatte ganz starke Sehnsucht, diesem Sog nachzugeben und endlich in dieses Licht zu kommen, wohl wissend, daß es den Tod bedeutet. Meinen Tod!

W.W.: Können Sie die Qualitäten dieses Lichtes noch ein wenig beschreiben?

D. Rau-Lembke: Das ist sehr schwer. Es war ein sehr mildes und helles Licht, aber keine Helligkeit, die blendet. Es war auch ein sehr starkes Licht, aber in diesem Licht zu sein, bedeutete für mich totales Glück, umfassendes Wissen und Liebe für andere und zu mir selbst. Diesem Licht konnte man sich gänzlich übergeben, ich konnte von allem Bisherigen absehen, ohne dabei etwas zu verlieren, und es bedeutete für mich das Aufheben aller Gegensätze, letztlich ganz tiefes Glück, gemischt mit Freude. Dieses Licht hat für mich auch so etwas wie eine fremde Macht dargestellt. Ich hatte das Empfinden, daß ich dieses Licht sehr gut kenne und daß ich auch ein Stück von diesem Licht selbst bin. Aber als ich mich in diesem Licht befand, war da noch etwas, was über mich bestimmt hat.

W.W.: War das eine Wesenheit?

D. Rau-Lembke: Wenn ich das nur wüßte! Eigentlich habe ich es als etwas Abstraktes empfunden, obgleich es etwas sehr Machtvolles, Kraftvolles und Wissendes in sich barg. Seither habe ich in mir das Gefühl, daß ich eine Aufgabe im Leben zu bewältigen habe. Vorher hatte ich nach dem Motto gelebt: Ich mache, was ich will, und alles bestimme ich. Aber diese Lebenshaltung ist mir in dem Licht kräftig abhanden gekommen. Seitdem hat das Leben für mich Aufgabencharakter, und ich weiß, daß es irgend etwas gibt, was größer und stärker ist als ich. Das weiß ich, obwohl es vielleicht etwas schmerzhaft bzw. eine narzißtische Kränkung ist.

„Als bräuchte ich nie wieder eine Frage zu stellen"

W.W.: Sie sagten, daß sowohl in dem Licht als auch in Ihnen selbst eine Art Allwissen vorhanden war. Haben Sie noch etwas mehr über die geistige Welt bzw. den Bereich, in dem Sie sich befanden, erfahren?

D. Rau-Lembke: Es war so, als ob ich alles wissen würde und nie wieder eine Frage zu stellen bräuchte. Neugier und Fragehunger waren wie weggewischt. Es war so, als ob ich alles über den Fortgang der Welten, die Zeiten, über mich, auch über meine Zukunft wüßte. Und nur ein Ausschnitt davon – ich deutete es vorhin bereits an – war schlimm, und ich wollte ihn nicht mehr wissen, und ich weiß ihn auch nicht mehr. Das war das Dunkle aus der Zukunft. Im nachhinein hat es mir furchtbare Angst gemacht, so daß ich froh bin, es vergessen zu haben.

W.W.: Haben Sie auch eine konkrete Zukunftsschau auf Ihr persönliches Leben gehabt?

D. Rau-Lembke: Nein. Mir wurde nur die Botschaft vermittelt, daß ich liebesfähig sein müsse und an meiner Liebesfähigkeit arbeiten müsse. Das ist mir noch heute als Botschaft geblieben, so als wäre es mir mit einem Stempel auf das Rückgrat geprägt worden.

W.W.: Sind in diesem Lichtreich weitere Wesen aufgetaucht, die Sie klar identifiziert haben?

D. Rau-Lembke: Nein. Es waren sehr viele Gestalten dort, aber ich könnte von keiner bestimmten sprechen, außer den beiden anfangs erwähnten, meiner Freundin und meiner Großmutter. Im Grunde war ich ganz allein dort. Ich hatte auch keinen Begleiter.

W.W.: Was haben Sie in diesem Lichtreich noch erlebt?

D. Rau-Lembke: Die Aufhebung von Zeit, von Materie und Raum, und wichtig war auch die Aufhebung von Macht. Schön war zugleich die Harmonie. Unter allen Gestalten in dieser Atmosphäre herrschte eine unendliche Harmonie, allerdings keine lähmende, sondern eine vitalisierende. Obwohl ich mich mit allen Gestalten verständigen konnte und mich mit dem Licht austauschte, so machte ich doch die sehr wichtige Erfahrung, daß ich ich selbst blieb und eine Einheit war.

Im nachhinein habe ich mir immer gewünscht, daß ich gerne noch konkretere Dinge erlebt hätte, z.B. einen Begleiter oder andere ganz konkrete Dinge. Mein ganzes Erleben war für mich doch eine sehr abstrakte Erfahrung. Deshalb waren auch abstrakte Themen und Motive vorrangig, z.B. Liebesfähigkeit, Toleranz, Freude, Schmerzfreiheit. Ganz stark war der Sog in das Licht hinein, und es war mir völlig klar, daß ich diesem Sog auch nachgeben wollte.

W.W.: Obwohl es Ihnen bewußt war, daß Sie sich endgültig von der Erde lösen würden, wenn Sie diesem Sog weiter nachgeben würden?

D. Rau-Lembke: Ja, es war mir vollkommen klar, daß ich dann wirklich tot sein würde.

W.W.: Haben Sie von der Erde überhaupt noch Wahrnehmungen gehabt, als Sie sich in diesem Lichtreich befanden?

D. Rau-Lembke: Als ich mich in dem Lichtreich befand, war die Erde so gut wie weg. Vielleicht hing noch etwas an mir wie ein schweres Gewicht, aber eigentlich war die Erde während dieser Erfahrung verschwunden. Die Erde spielte keine Rolle mehr.

Der Befehl aus dem Licht

W.W.: Auf welche Weise geschah die Umkehr? Hat Ihnen jemand gesagt, daß Sie zurück müßten?

D. Rau-Lembke: Ich war ja bereits im Licht und wollte dort bleiben, und wenn es nach mir gegangen wäre, dann wäre ich dort auch geblieben. Aber plötzlich kam aus dem Licht etwas wie ein Befehl: Du mußt zurück!

W.W.: War das eine Stimme, oder wie wurde Ihnen dieser Befehl bewußt?

D. Rau-Lembke: Es war ganz bewußt in mir, wie vom Licht mitgeteilt. Ich wußte gleichzeitig, daß ich zurück mußte. Mir wurde mitgeteilt, daß ich zurück ins Leben müßte, um noch einmal neu anzufangen.

W.W.: Haben Sie dagegen protestiert?

D. Rau-Lembke: Total! Ich habe mich richtig dagegengestemmt. Ich wollte nicht zurück.

W.W.: Wurde der Befehl dann wiederholt?

D. Rau-Lembke: Ja, er wurde immer wieder wiederholt und wurde dabei zugleich immer stärker.

W.W.: Wurde der Befehl auch begründet?

D. Rau-Lembke: Vielleicht, aber ich weiß es nicht mehr. Ich wußte natürlich, was mich wieder auf der Erde erwarten würde, und das wollte ich vermeiden.

W.W.: Was wußten Sie dort von Ihrem irdischen Dasein?

D. Rau-Lembke: Daß ich wieder in die Mühle von Raum, Zeit und Materie komme und die furchtbaren Schmerzen meiner Krankheit aushalten müßte.

W.W.: Waren bei dem Rückzug zur Erde Ihre Großmutter und Ihre Freundin anwesend, oder waren Sie auch dort allein?

D. Rau-Lembke: Ich war ganz allein. Die Verstorbenen kamen gar nicht mehr, sie waren nur zu Beginn der Nah-Todeserfahrung bei mir. Im nachhinein möchte ich meinen, daß Sie mich zu meiner Orientierung empfangen haben.

„Ich war völlig überfordert, wieder in meinem Körper zu sein"

W.W.: Bitte beschreiben Sie den Prozeß des Abstiegs in Ihren Körper.

D. Rau-Lembke: Der Befehl, zur Erde zurückzukehren, wurde beständig stärker. Ich wehrte mich zwar dagegen, konnte aber überhaupt nichts dagegen ausrichten. Eigentlich ging dieser Abstieg ganz schnell. Es war eine Kraft, die mich von dem Licht wegschob. Zu Beginn meiner Nah-Todeserfahrung wurde ich ins Licht hineingezogen. Nun wurde ich zurückgeschoben. Es ist mir liebevoll beigebracht worden, war aber doch kraftvoll und bestimmt. Ich kam dann einfach wieder in meinem Körper zu mir, spürte, daß ich in dem Krankenhausbett lag und bemerkte natürlich als erstes meine wahnsinnigen Schmerzen. Und zwar waren dies keineswegs nur Schmerzen im Bauch, sondern zusätzlich noch Kälteschmerzen in den Beinen, so als wären mir die Beine erfroren. Um mich zu orientieren, habe ich als erstes versucht, ein bißchen die Füße zu bewegen, und dabei das Baumwollbettlaken gespürt. Seit dieser Zeit hasse ich Baumwollaken.

Mein Vater war bis kurz vor meinem Nah-Todeserlebnis an meinem Krankenbett, und als ich zurückkam, war es mir, als wäre die Kraft oder das Gebet bzw. seine Liebe zu mir noch in der Ecke, wo er gesessen hatte. Zumindest hatte ich dieses Gefühl. Ich war völlig überfordert, wieder in meinem Körper zu sein. Ich machte meinem Vater sogar innerlich Vorwürfe, weil ich dachte, daß er daran schuld sei, daß ich wieder zurückgeholt worden bin.

W.W.: Haben Sie auch in irgendeiner Weise den Fall in Ihren physischen Körper erlebt, z.B. so wie man es manchmal im Traum erlebt, kurz bevor man aufwacht?

D. Rau-Lembke: Nein, es war eher ein sanftes Nach-unten-Gleiten, so als würde mich die Kraft bis nach unten in meinen Körper begleiten.

W.W.: Welche Spanne der irdischen Zeit waren Sie aus Ihrem Körper heraus?

D. Rau-Lembke: Das ist eine sehr schwere Frage, denn es können Stunden oder auch nur Minuten gewesen sein. Ich kann es nicht definitiv sagen. Es wird allerdings keine sehr große Zeitspanne gewesen sein, da die Nachtschwester hin und wieder reinschaute.

W.W.: Es hat also auf der Erde niemand mitbekommen, daß Sie aus Ihrem Körper herausgegangen sind?

D. Rau-Lembke: Nein, niemand. Man hat nur hinterher festgestellt, daß sich meine Werte total verschlechtert hatten und daß ich ganz starke Untertemperatur hatte. Ich habe es auch lange Zeit niemandem erzählt. Der erste, der es erfuhr, war mein Vater. Später dann eine Mitpatientin, die etwas Ähnliches erlebt hatte und kurz darauf verstarb.

W.W.: Aber für Sie war es unmittelbar klar, daß Sie eine wirkliche Erfahrung einer geistigen Welt erlebt hatten?

D. Rau-Lembke: Ja, gezweifelt habe ich nie. Es war mir ganz deutlich, daß dies kein Traum war.

W.W.: Es sprach durch sich selbst.

D. Rau-Lembke: Ja, und ich bedauere heute, daß ich nicht sofort mit mehreren Menschen darüber gesprochen habe. Denn heute weiß ich, daß sehr viel mehr Menschen diese Erfahrungen durchmachen, vor allem Patienten, und ich weiß auch, daß sogar einige vom medizinischen Personal davon Kenntnis haben. Es hätte mir damals auch sehr gut getan, überhaupt mit jemandem über mein Erlebnis zu sprechen.

W.W.: Vielleicht wäre Ihnen auch mehr in Erinnerung geblieben, wenn Sie es damals gleich mit einigen Menschen besprochen hätten?

D. Rau-Lembke: Das glaube ich nicht, denn ich habe seitdem jeden Tag daran gedacht. Ich habe es – wie gesagt – meinem Vater erzählt, später dann auch der Mutter meiner verstorbenen Freundin. Mein Vater war sehr erstaunt über mein Erlebnis, aber auch sehr verständnisvoll und offen. Er weiß eben aus seiner seelsorgerlichen Praxis, daß es mehr Dinge zwischen Himmel und Erde gibt, als man gemeinhin anzunehmen geneigt ist. Aber viel darüber sprechen wollte er nicht, er hat mich eher im Zuhören und Schweigen verstanden und ernstgenommen. Und er empfand vor allem die Mitteilung über seine Mutter als Trost, denn sie ist damals unter furchtbaren Schmerzen an Krebs gestorben.

Ich denke sehr viel über mein Erlebnis nach und kenne mittlerweile auch einige Menschen, die ein ähnliches Erlebnis durch einen Unfall erlebt haben. Ich vermute, daß mein Erlebnis ein wenig dadurch geschmälert wurde, daß ich vorher und nachher eine lange Krankheitsgeschichte hatte. Es war zwar ein sehr schönes Erlebnis, aber es war teuer erkauft.

Schöpfungsstaunen

W.W.: Wie hat sich Ihr Leben durch dieses Erlebnis verändert?

D. Rau-Lembke: Das hat sich ungeheuer verändert! Vorher war ich ein sehr angepaßter und leistungsorientierter Mensch, hinterher hatte ich das Gefühl, als wäre ich durch mein Erlebnis in das Weltall hinauskatapultiert worden und könnte nicht mehr auf der Erde landen. Ich hatte Jahre danach Sehnsucht nach diesem Licht, nach diesem Glück und dieser Liebe, empfand sogar Groll, weiterleben zu müssen. Leben bedeutete in der ersten Zeit für mich nur noch Arbeit und Anstrengung. Ich habe dann aber nach und nach entdeckt, daß ich Teile dieses Glücks, das ich während meiner Nah-Todeserfahrung erlebt habe, auch in meiner Arbeit mit Sterbenden erleben konnte und daß ich in dieser Arbeit Orientierung und Sicherheit an den Patienten und an seine Angehörigen weitergeben kann. Ich sehe in dieser persönlichen Aufgabe auch ein Stück gesamtgesellschaftliche Verantwortung, die ich wahrnehme. Damals habe ich begonnen, mich mehr und mehr denjenigen Menschen zuzuwenden, die an der Grenze des Todes stehen, und mache deswegen seit vielen Jahren Sterbe- und Trauerbegleitung. Dabei habe ich entdeckt, daß ich überhaupt keine Schwierigkeiten habe, mit Menschen, die ähnliches erlebt haben, in Kommunikation zu kommen.

Kurz gesagt: Ich habe mich von einem sehr ehrgeizigen Menschen zu einem sozialen entwickelt. Früher war es für mich wichtig, was Autoritäten sagen, und ich konnte in jeder Machthierarchie schnell ausloten, wer das Sagen hat und wie man vor ihm gut dasteht. Heute dagegen ist für mich das schwächste Glied in der Kette am wichtigsten. Das sind meist diejenigen Menschen, von denen ich am meisten lernen kann und die am meisten zu sagen haben.

Ganz stark habe ich etwas seit meiner Erfahrung in mir, was ich Schöpfungsstaunen nennen möchte. Wenn es morgens am Horizont dämmert und die Sonne aufgeht, so war das früher für mich nichts Besonderes, heute aber erschauere ich vor lauter Ehrfurcht vor dem, was dort jeden Tag geschieht. Ähnlich geht es mir, wenn ich eine Pflanze betrachte oder einen Menschen sehe, vor allem ein neugeborenes Kind. Daß dies alles gelingen kann, ist für mich immer noch wie ein Wunder. Ich weiß noch, wie es an den Tagen nach meiner Krankenhausentlassung war: Eine Frucht sehen, eine Blüte entdecken, den Duft riechen, den ganzen Busch betrachten, an dem sich viele Blüten befinden – alles das waren für mich Erfahrungen, die mir durch Mark und Bein gingen. Ich muß heute sogar aufpassen, daß ich nicht ständig über alles das, was lebt und sich bewegt, staune, denn dann käme ich nicht mehr zu meiner Arbeit.

Ein sterbender Mensch breitet sich in den Raum aus

W.W.: Was machen Sie in Ihrer Sterbegleitung genau?

D. Rau-Lembke: Irgendwie erlebe ich auch diese Arbeit als ein Wunder, denn es ist eine Arbeit, bei der Zeit kaum eine Rolle spielt. Manchmal sind 30 Stunden wie eine halbe oder eine halbe wie 30 Stunden. Man sitzt bei einem Menschen und begleitet ihn, während er die letzte Phase seines Lebens zu leisten hat. Auf der Basis der modernen Palliativmedizin – damit will ich sagen, daß der Patient schmerzfrei und subjektiv symptomfrei sterben kann – erlebe ich diese Phase manchmal fast wie eine Meditation. Ich entwickle dabei ganz große Ehrfurcht vor diesem Lebewesen. Diese Ehrfurcht durchschauert mich sogar manchmal. Ich empfinde zusätzlich eine intensive Liebe zu diesen Menschen und spüre, daß sich das auch gegenseitig in diesen Stunden mitteilt.

Selbstverständlich gibt es auch Sterbegleitungen, in denen ich vorwiegend organisiere, z.B. Kontakte unter Familienmitgliedern wieder eröffne oder intensiviere oder auch solche Dinge wie Schmerztherapie oder Ernährungstherapie veranlasse oder Angehörige einfach ermutige, doch bis zuletzt durchzuhalten, indem ich mich für alle Fälle zur Verfügung halte und letztlich dann ein sogenanntes „Familienzimmer“, in dem ein Mensch im Kreise seiner engsten Angehörigen stirbt, sozusagen von außen betreue.

Meine eigene Nah-Todeserfahrung hat auch bewirkt, daß ich ganz sicher bin, daß der Mensch in den Augenblicken des Sterbens, auch wenn er im Koma liegt, alles, was um ihn geschieht, mitbekommt. Ich weiß, daß er Dinge wahrnimmt, die ich nicht wahrnehme und nur ahnen kann. Ich bin überzeugt, daß der Sterbende mich bis hinein in meine Empfindungen und Gedanken wahrnehmen kann. Deswegen halte ich es für unabdingbar wichtig, daß ich bei meiner Sterbebegleitung meine Gedanken konzentriere und disziplinere.

W.W.: Worauf richten Sie Ihre Gedanken?

D. Rau-Lembke: Auf den betreffenden Menschen. Ist er mir sehr fremd, so richte ich meine Gedanken darauf, ihm alles Gute zu wünschen, auf Wünsche, die ich ihm mitgeben will, auf das, was ich momentan für ihn empfinde. Und das ist Hochachtung, Respekt, Dankbarkeit für das, was ich selbst durch ihn in dieser Begleitung lernen darf.

Ich bin immer sehr dafür dankbar, daß die Sterbenden mich an ihrem Sterbeprozeß teilnehmen lassen und daß ich für sie eine Vertrauensperson sein darf. Wenn ich eine Person besser kenne, richte ich meine Gedankenkraft auch auf die Liebe, die mich mit ihr verbindet, auf die Liebe, die nie verlorengehen wird. Zum einen richten sich also meine Gedanken mit Respekt auf den großen Kraftakt, den der Sterbende bei seinem Sterbeprozeß vollbringen muß, zum anderen auf die Liebe zum Nächsten. Ich bin auch überzeugt, daß es ein wichtiger und prägender Augenblick ist, auf welche Weise ein Sterbender von der Erde Abschied nimmt.

W.W.: Wahrscheinlich ist es Ihnen auch wichtig, daß der Sterbende weitgehend bewußt ist und sein Bewußtsein nicht durch Psychopharmaka herabgedämpft wird?

D. Rau-Lembke: Ich habe sogar den Eindruck, daß auch die Menschen, die psychisch wirkende Medikamente nehmen müssen, die Momente des Sterbens genauso miterleben. Das sagt mir sowohl meine Intuition als auch meine auf Erfahrung gestützte Beobachtung. Auch bei komatösen Patienten habe ich erlebt, daß in diesen Sterbeminuten eine ganz große Überwachheit der Sinne vorliegt, so als ob sich noch einmal alles in dieser Person bündelt und dann ausweitet, um noch einmal alles wahrzunehmen, was an innerem und äußerem Erleben um sie herum wahrzunehmen ist. Deshalb bemühe ich mich wirklich, zumindest kein Störfaktor bei diesem Prozeß zu sein.

Ich bin fassungslos darüber, was teilweise passiert, sei es, daß der Patient zu Hause, in einer Institution oder auf der Straße stirbt. Ich glaube, daß Sterben auch ein sehr sensibles, sensitives Geschehen ist. Schließlich habe ich das bei meinem Fast-Sterben erlebt und gestehe es natürlich auch jedem anderen Menschen zu. Ich finde es auch ganz wichtig, ein Gespür dafür zu entwickeln, daß sich ein sterbender Mensch sozusagen in den Raum ausbreitet.

W.W.: Spüren Sie auch diese räumliche Ausweitung eines sterbenden Menschen, ähnlich wie Sie als Jugendliche Ihre sterbende Freundin gespürt haben?

D. Rau-Lembke: Ja, das spüre ich.

W.W.: Versuchen Sie auch, mit den Sterbenden Tage vor Ihrem Tod über Ihr eigenes Nah-Todeserlebnis zu sprechen?

D. Rau-Lembke: Nein, von mir aus bringe ich mein Nah-Todeserlebnis nicht ins Gespräch ein. Mein eigenes Nah-Todeserlebnis ist für meine Sterbebegleitung zum einen eine Ressource, eine Kraftquelle, zum anderen eine Langzeitmotivationsquelle, diese teilweise sehr anstrengende Arbeit überhaupt durchzuführen. Allerdings habe ich Patienten erlebt, die solche Erlebnisse hatten, und mit diesen spreche ich natürlich über meine eigene Erfahrung. Bei einigen Patienten, die sich kaum noch mitteilen können und bei denen es mir klar ist, daß sie solche Erfahrungen selbst durchmachen, frage ich nach, sofern es noch möglich ist und ernte immer ein Nicken. Ich denke, daß ich mich durch meine Mitteilung für die Sterbenden als eine gute Stütze hier auf Erden erweise.

W.W.: Haben Sie auch das Gefühl, daß einige Sterbende von sich aus spüren, daß Sie diese Nah-Todeserfahrung gemacht haben, und sie deshalb von sich aus Ihnen ihre eigenen Erlebnisse darstellen?

D. Rau-Lembke: Ja, da bin ich mir ganz sicher, ich habe es auch hin und wieder erlebt. Ich kenne einige Menschen, die genau wie ich Sterbebegleitung machen, und denen niemals so etwas erzählt wird. Mir aber wird es ständig erzählt, auch ohne daß ich von mir aus etwas darüber sage. Bei den Sterbenden hängt es natürlich auch von ihrem Gegenüber ab, wem sie was erzählen.

W.W.: Sind die Sterbenden und einige enge Freunde die einzigen, denen Sie von Ihrem Nah-Todeserlebnis berichtet haben?

D. Rau-Lembke: Ja, viele Jahre habe ich es sonst niemandem erzählt. An die Öffentlichkeit bin ich erst vor einigen Jahren in der Akademie Tutzing gegangen, zum zweiten Mal vor kurzem im Bayerischen Fernsehen, zum dritten Mal jetzt während dieses Interviews. Es war ganz faszinierend, daß mich vor allem nach der Fernsehsendung ganz viele Menschen angesprochen und mir berichtet haben, daß sie ähnliches erlebt hätten. Neulich sitze ich z.B. bei einem intubierten Patienten. Ein Pfleger kommt herein und erzählt diesem Patienten, so als wolle er ihn trösten, von seiner eigenen Nah-Todeserfahrung. Der Patient begann, an ganz bestimmten Stellen zu nicken und machte deutlich, daß auch er so etwas erlebt habe.

W.W.: Haben Sie auch von Patienten gehört, die schreckliche Erlebnisse an der Grenze des Todes erfahren haben?

D. Rau-Lembke: Auch das kenne ich, wenn auch nicht aus eigener Erfahrung. Es gibt einige Patienten, die sehr schlimme und furchtbare Erlebnisse haben. Mir selbst haben Patienten angstgeschüttelt von äußerst negativen Nah-Todeserfahrungen erzählt, von Eiseskälte, Schwärze, Dunkelheit, Starre, Gefangensein, haltlosem Ausgeliefertsein. Ganz sicherlich gibt es in diesem Bereich auch entsetzliche Erfahrungen.

Mehr Mut zum Leben

W.W.: Welche Bilanz ziehen Sie aus Ihrer Nah-Todeserfahrung und der Zeit danach?

D. Rau-Lembke: Mein Leben ist sehr viel schwerer geworden. Wenn vorher ein Pfund an Lebensbeschwernis an mir hing, so hängen jetzt vielleicht tausend Pfunde an mir. Es ist für mich ungeheuer schwer gewesen, nach meiner Nah-Todeserfahrung wieder auf die Beine zu kommen. – Manchmal denke ich auch, daß man über alle diese von mir erlebten Bereiche schweigen sollte, und dann träume ich von einer Gesellschaft, in der es jedem Menschen klar ist, daß es diese nahtodlichen Bereiche gibt und sie auch von jedem erlebt werden. Ich träume davon, daß man einfach durch die Art, wie man miteinander umgeht, spürt, daß der andere Mensch auch von diesen Erfahrungen weiß, so daß man nicht mehr darüber zu reden braucht. Es wäre so, als ob ich jemandem in der Wüste Wasser anbiete, ohne darüber zu philosophieren, was das Wasser bedeutet und daß es gut für den durstenden Menschen ist. Aber in so einer Welt lebe ich leider nicht.

W.W.: Sie schildern, daß das Leben jetzt für Sie sehr viel schwerer sei als vor Ihrer Erfahrung. Kommt aber nicht zu dieser Erschwernis eine altruistische Befriedigung und eine Lebenserfahrung hinzu, die Sie ohne diese Erschwernis nicht gehabt hätten?

D. Rau-Lembke: Natürlich, unbedingt. Ich habe inzwischen mehr Mut zum Leben, ich kann durch Schwierigkeiten hindurchgehen, und ich habe die Sicherheit, daß ich selbst in den größten Schwierigkeiten nicht verlorengehe. Ich glaube auch, daß ich eine entsprechende Sicherheit gerade für Trauernde und Sterbende ausstrahle. Für diese Menschen muß ich oftmals gar nicht sprechen, sondern bin einfach ein wärmender Sicherheitsfaktor. Nicht zuletzt deshalb, weil ich mich umfassend in die moderne Palliativmedizin eingearbeitet habe, obwohl ich ja von der Psychologie herkomme. Zu meinem Wissen um den Patienten kommt in meiner Person auch ein Wissen um eine adäquate Schmerztherapie und Symptomtherapie. Die Erleichterungen, die die moderne Medizin auf diesem Gebiet chronisch Kranken und sterbenden Menschen bieten kann, sind großartig und überzeugend. Ich meine auch, daß jeder Begleiter eines Sterbenden, jeder Angehörige um diese palliativmedizinischen Errungenschaften dieses Jahrhunderts wissen müßte. Alles andere wäre lediglich guter Wille, mangelnde Kompetenz und damit unterlassene Hilfeleistung.

„Die Menschen wollen, daß ich im letzten Lebensaugenblick bei ihnen bin“

W.W.: Spüren Sie auch, daß die Sterbenden wollen, daß Sie im Augenblick des Todes bei ihnen sitzen, oder haben Sie auch solche erlebt, die während dieses Momentes allein sterben wollen?

D. Rau-Lembke: Von letzteren höre ich auch immer, allerdings ist mir das noch nicht passiert. Normalerweise wollen die Menschen, daß ich bei ihnen bleibe. Ich habe sogar Menschen begleitet, die sich Jahre vorher gewünscht haben, daß ich währenddessen bei ihnen bin. Aber ich habe es selbst noch nicht erlebt, daß mich Sterbende im Augenblick des Todes nicht bei sich behalten wollen, obwohl ich nicht selten erlebt habe, daß Angehörige des Sterbenden kurz vor dem Augenblick des Todes den dringenden Wunsch haben, sich auszuruhen oder irgendwo einen Kaffee zu trinken ...

W.W.: ... und in diesem Augenblick stirbt der Betreffende!

D. Rau-Lembke: Genau. Es kann sein, daß an dem Mythos des Allein-sterben-Wollens oftmals die Angehörigen schuld sind, sei es, daß sie den Tod nicht aushalten oder zu nervös sind. Es kann sein, daß der Betreffende lieber allein sterben möchte, weil er nicht mehr die Kraft hat, seine Angehörigen zu trösten. Das ist meine persönliche Ansicht, die ich an vielen Beispielen manifestieren könnte, aber nicht generalisieren möchte. Vielleicht ist es auch für den Sterbenden gar nicht mehr so wichtig, denn die Welt rückt von ihm ab, und in diesem letzten Moment geht es wirklich um ihn selbst.

W.W.: Oftmals werden hier die Bedürfnisse der Angehörigen wichtiger, z.B. wenn sie durch ihre Trauer den Sterbenden egoistisch festhalten wollen.

D. Rau-Lembke: Ja, das gibt es. Ich erlebe es immer wieder, daß Angehörige von dem Sterbenden weggeschickt werden, obwohl ich gerade bei ihm bleiben soll. In diesem Moment geht es um den Sterbenden, und er gestaltet dieses Geschehen.

Sterben ist ein furchtbarer Kraftakt

Ich möchte noch etwas hinzufügen, was mir sehr wichtig ist. Ich stehe dazu, über mein Nah-Todeserlebnis im Rahmen der Fülle der Literatur zu diesem Thema zu sprechen, aber ich lehne alles ab, was in die Richtung einer Bagatellisierung und Banalisierung des Sterbens geht. Denn Sterben ist sehr schwer, es ist ein Kraftakt und es ist furchtbar. Nah-Todeserfahrungen können im Grenzbereich des Todes durchgemacht werden, aber ich würde mich niemals auf die

Formel einlassen, wie man es oft in der amerikanischen Happy death movement hört: Sexualität und Orgasmus sind schön, Sterben ist noch schöner. So etwas lehne ich entschieden ab. Ich habe einen ganz großen Respekt vor dem Leben und dem Individuum, gerade in der Situation des Sterbens, in der sein Äußeres keineswegs sehr attraktiv ist und möglicherweise sehr viel von seinem Leiden mitteilt. Und was mich persönlich angeht: Ich möchte gerne mindestens 120 Jahre alt werden! Und dies bezieht sich nicht nur darauf, daß Sterben eben kein Orgasmus ist, sondern auch darauf, daß Leben wunderschön ist und ich neugierig auf jeden Tag bin.

Unsere Gesellschaft würde sich total verändern

W.W.: Da der Mensch ein soziales Wesen ist, nicht auf einer einsamen Insel leben kann, sondern unter vielen Menschen soziale Beziehungen anknüpfen muß, ist es auch unvermeidbar, in diesen andere Menschen zu verletzen. Den meisten Menschen werden natürlich die Folgen dieser Taten bei den Menschen, die man verletzt, unbemerkt bleiben. Sie selbst haben aber in Ihrem Lebenspanorama alle Stationen Ihres Lebens gesehen und auch die Verletzungen, die Sie anderen zugefügt haben, gespürt, zumindest um sie gewußt. Gehen Sie jetzt in Ihren sozialen Beziehungen anders mit den Menschen um, nachdem Sie diese Erfahrung durchlebt haben?

D. Rau-Lembke: Ihre Frage ist im Grunde eine konsequente Schlußfolgerung aus dem, was ich erzählt habe. Trotzdem erlebe ich es in meinem Leben eigentlich anders. Es wäre für mich eine Überforderung, wenn ich ständig an die Folgen meiner Taten denken müßte. Ich erlebe mich im Gegenteil sogar als ungeheuer harmoniebedürftig, möchte immer verstanden werden, und am liebsten bräuchte ich jemanden an meiner Seite, der das Gleiche erlebt hat und der die Diskrepanz zwischen dem Nah-Todeserleben und dem Leben danach versteht. – Diese Frage stellt mir mein Mann auch sehr oft, und dann beginnen wir furchtbar zu streiten. Ich bekomme sogar das Feedback anderer, daß ich mich so verhalte, als ob ich nichts mehr zu verlieren habe, also daß ich ein bißchen undiplomatisch bin.

Ein Heilige bin ich ganz und gar nicht. Ich streite gerne, am liebsten natürlich in Beziehungen, die dadurch nicht gefährdet werden, z.B. in den Beziehungen zu meinen Geschwistern oder engen Freunden. Aber seit meinem Nah-Todeserlebnis kann ich, glaube ich, besser unterscheiden, wann die Zeit des Streitens ist und wann ich besser zuhören, schweigen oder handeln und ab und zu auch eine Verletzung hinnehmen oder einen Konflikt aushalten sollte, weil tatsächlich Pole oder Ziele unvereinbar sind. Ich neige – trotz oder wegen meiner Nah-Todeserfahrung – in keiner Weise dazu, aggressive Gefühle oder Handlungen meinerseits ständig umzudeuten, und dies gestehe ich auch anderen zu! Und darüber hinaus gibt es ja auch die lustvolle Aggressivität, die in manchen Kreisen ja sehr gezielt totgeschwiegen wird! Aber was seit meiner schweren Erkrankung und der Nah-Todeserfahrung sicherlich zugenommen hat, ist das, was man als „nonverbale Begabung" bezeichnet: das Spüren, wie es einem anderen geht, wie er sich fühlt, ob er Schmerzen hat, was er sich wünscht. Diese Wahrnehmungen fasse ich seither auch als Handlungsimpulse auf. Aber ich verletze durchaus auch andere Menschen, manchmal will ich es sogar.

W.W.: Mit dem Bewußtsein, welche Folgen es hat?

D. Rau-Lembke: Ja. Das ist aber auch ein Problem, unter dem ich sehr leide, denn bei meiner Nah-Todeserfahrung habe ich unter allen Gestalten eine ungeheure Harmonie erlebt, bemerke aber nun, daß diese Harmonie auf Erden nicht lebbar ist. Ich bin durchaus auch ein schwieriger Partner geworden, weil ich immer auf der Suche nach dem Glück bin, das ich während meiner Erfahrung erlebt habe. Seitdem ist auch irgendwie ein großes Weinen in mir, ein hemmungsloses Weinen darüber, daß es den Tod gibt, daß es Leiden gibt, daß es sehr viel überflüssig von Menschen verursachtes Leiden gibt. Davor stehe ich immer wieder vollkommen fassungslos. – Vielleicht sähe unsere Politik und unsere ganze Gesellschaft radikal anders aus, wenn jeder Mensch die Auflage hätte, wenigstens einmal bei dem Sterbeprozeß eines Menschen und bei einer Geburt dabei zu sein. Dann würde sich unsere Gesellschaft tiefgreifend verändern.

Blick in eine andere Welt

Interview mit Michael Schröter-Kunhardt

von Wolfgang Weirauch

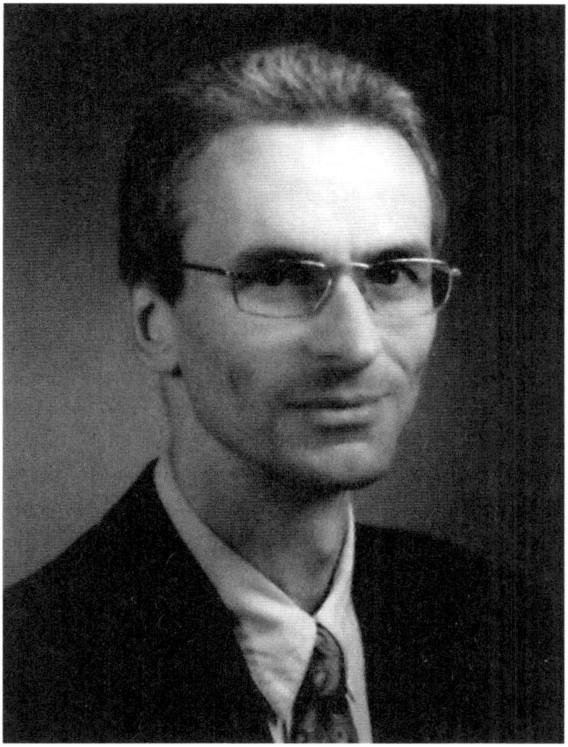

Michael Schröter-Kunhardt, *geb. 1956 in Gleschendorf (Kreis Ostholstein), verheiratet.*

Studium der Medizin in Heidelberg ab 1976. 1980 Beginn einer insgesamt 6jährigen Hi-Wi-Tätigkeit am Klinischen Institut für Herzinfarktforschung an der Medizinischen Universität Heidelberg. Annahme einer Dissertation über „Krankheiten in der Bibel"; deswegen: Beginn des (zum größeren Teil autodidaktischen) Studiums der Theologie, Psychologie und Philosophie. Ausbildung in Neuraltherapie an der Druschky-Klinik in Bad Rappenau und in Freudenstadt. Beginn einer langjährigen Mitarbeit in der Praxis des Psychiaters/Neurologen/Psychotherapeuten Dr. Brecht, Heidelberg. Fortbildung in Naturheilkundeverfahren (z.B. Homöopathie). Beginn des (zum größeren Teil autodidaktischen) Studiums der Anthropologie, Ethnologie und Parapsychologie für das nunmehr eingegrenzte Dissertationsthema „Geisteskrankheiten im Neuen Testament".

Ärztliche Tätigkeit: Approbation als Arzt 1986. Assistenz in der Praxis Dr. Brecht, Heidelberg. Privatärztliche Tätigkeit.

Ethnomedizinische Forschung/Arbeit auf dem Gebiet der transkulturellen Psychiatrie (im Rahmen der Dissertation): Arbeit mit brasilianischen Trance-Heilern (u.a. Assistenz des brasilianischen Trance-Chirurgen Dr. Queiroz), Studium der Besessenheitskonzeptionen und Veränderter Wachbewußtseinszustände (VWB) verschiedener Kulturen sowie der Dissoziativen Störungen und ihrer hypnotherapeutischen Ego-State-Therapie. Untersuchung und Therapie psychischer Schäden durch Okkultpraktiken.

Leitung der deutschen Sektion der International Association for Near-Death Studies (IANDS): Sammlung und Auswertung sogenannter Nah-Todeserfahrungen sowie Durchführung von Vorträgen, Seminaren und Fortbildungsveranstaltungen für Ärzte und Pflegepersonal; schließlich Radio- und Fernsehbeiträge zu diesem Thema.

Neues Dissertationsthema: Nah-Todesforschung (bei dem Neurophysiologen Prof. Dr. Linke an der Universität Bonn). Preisträger des 17. Wissenschaftlichen Wettbewerbs der Zeitschrift für Allgemeinmedizin *mit einer Arbeit über Nah-Todeserlebnisse, Preisträger des International Award Gastone De Boni 1990 der italienischen Parapsychologen mit einem Artikel zur Nah-Todesforschung.*

Assistenzarzt in der Psychiatrischen Abteilung des Städtischen Krankenhauses Frankenthal (Pfalz), Assistenzarzt im Psychiatrischen Landeskrankenhaus Weinsberg.

Im folgenden Interview mit Michael Schröter-Kunhardt bekommen Sie einen knappen Überblick über die verschiedenen Elemente der Nah-Todeserfahrungen und das thematisch dazugehörige Umfeld aus der Sicht eines Arztes, der selbst kein derartiges Erlebnis gehabt hat, sich aber aus Forschungszwecken intensiv mit diesem Thema und den Betroffenen beschäftigt hat. Vor allem berichtet Schröter-Kunhardt über die verschiedenen Elemente dieser Erfahrungen, z.B. die anderen Bewußtseinszustände im raum- und zeitlosen Bereich, das Out-of-body-Erlebnis, das Schweben durch einen dunklen Tunnel, paradiesische bzw. höllische Landschaften, Begegnung mit Verstorbenen und anderen Wesen, das Lebenspanorama und die Rückkehr in den physischen Leib. Er verschweigt auch nicht die Folgen, die derartige Erlebnisse bei den Betroffenen nach sich ziehen:

Zwar ändern die meisten Menschen gewaltig ihr Leben in einem positiven Sinn, aber Phasen der Desorientierung und Depression sind ebenfalls keineswegs selten. Die Nah-Todeserfahrungen sind Wahrnehmungen von Objektivitäten, die auf gänzlich individuelle Weise von den Menschen aufgenommen, verarbeitet und in subjektive Bilder gekleidet werden.

Wolfgang Weirauch: Innerhalb der letzten zwei Jahrzehnte hört man immer häufiger von Nah-Todeserfahrungen (Near-death experiences, NDEs) reanimierter oder an der Schwelle des Todes stehender Menschen. Was ist eine Nah-Todeserfahrung?

Michael Schröter-Kunhardt: Eine Nah-Todeserfahrung ist eine Erfahrung, die aus einem bestimmten Grundmuster besteht und die sich während biologischer oder psychologischer Todesnähe ereignet. Es gibt eine positive und eine negative Erfahrung, also eine Himmels- und eine Höllenvision. Wir unterscheiden beide anhand verschiedener Elemente, die bei jedem dieser Casi auftreten.

Auslöser der Sterbeerfahrungen

W.W.: Wodurch werden die Nah-Todeserfahrungen ausgelöst, und haben spezifische Auslöser Einfluß auf den Inhalt der Nah-Todeserfahrungen?

M. Schröter-Kunhardt: Die Nah-Todeserfahrungen treten in zwei großen Gruppen auf. Die erste Gruppe erleben die Menschen, die dem biologischen Tod sehr nahe sind, also die klinisch tot sind. Das ist z.B. dann der Fall, wenn jemand einen Herzinfarkt erleidet und wiederbelebt werden muß, weil das Herz versagt hat und sein Kreislauf zusammengebrochen ist, oder es kann bei jemandem eintreten, der einen schweren Unfall gehabt hat und bewußtlos wurde. – Auslöser für die zweite Gruppe sind Situationen, in denen jemand glaubt, dem Tod nahe zu sein. Reinhold Messner hat z.B. zweimal Nah-Todeserfahrungen während eines Absturzes am Berg erlebt, obwohl während dieser Situation noch keine körperlichen Verletzungen eingetreten waren.

Die verschiedenen Auslöser haben keine Auswirkungen auf den Inhalt der Nah-Todeserfahrungen, allerdings auf die Vollständigkeit dieser Erfahrungen. Jemand, der dem biologischen Tod sehr nahe ist, hat eher eine vollständige Nah-Todeserfahrung als jemand, der nur auf seinen Tod wartet oder gerade einen Kreislaufkollaps bekommen hat. Aber die verschiedenen Krankheiten beeinflussen die Sterbeerfahrungen selbst nicht.

W.W.: Dann sind also Sterbebetterfahrungen und andere außersinnliche Wahrnehmungen den Nah-Todeserfahrungen ähnlich?

M. Schröter-Kunhardt: Die sogenannten außerkörperlichen Erfahrungen, die es auch im Alltag gibt, z.B. durch Streß, sexuellen Mißbrauch oder andere schwere Gewaltschäden, ferner auch die außersinnlichen Wahrnehmungen, die wir im Traum oder manchmal auch im Alltag haben, weisen Elemente auf, die sich auch bei der Nah-Todeserfahrung wiederfinden. Bei letzterer sind sie aber zentriert und konzentriert. Sterbebetterfahrungen sind auch Nah-Todeserfahrungen, die jedoch nur einzelne Elemente der NDEs enthalten und gewöhnlich bei jemandem auftreten, der langsam seinem Tod entgegengeht, also nicht plötzlich mit diesem konfrontiert wird.

W.W.: Werden die Nah-Todeserfahrungen oftmals nicht von den betreffenden Menschen wahrgenommen? Kann man davon ausgehen, daß eigentlich alle Menschen, die an der Grenze des Todes stehen und ins Leben zurückkommen, diese Erlebnisse an der Todesschwelle haben, ohne sie jedoch bewußt wahrzunehmen?

M. Schröter-Kunhardt: Die meisten Menschen, die während des Lebens den Tod verdrängen, neigen wahrscheinlich in dem Moment, in dem sie dann plötzlich vor dem Tod stehen, dazu, vor ihm zu fliehen. Die Bewußtlosigkeit, also die Tatsache, daß man an der Todesschwelle nichts erlebt, ist die stärkste Form der Verdrängung jeder Nah-Todeserfahrung. Insofern ist die Nah-Todeserfahrung keine Verdrängung des Todes, wie einige Kritiker meinen, sondern das Nichterleben einer Sterbeerfahrung ist die Verdrängung des Todes. Man kann davon ausgehen, daß alle Menschen diese Erfahrung im Gehirn als neuronales Muster programmiert haben, aber verschiedene Bedingungen ihre Auslösung verhindern.

W.W.: Welche Bedingungen verhindern das Ihrer Meinung nach?

M. Schröter-Kunhardt: Jemand, der sehr schnell bewußtlos wird, macht diese Erfahrungen meist nicht, während jemand, der z.B. bei einem Unfall oder einer schweren Krankheit später bewußtlos wird, diese Erfahrungen häufiger macht. Je früher die Bewußtlosigkeit einsetzt, desto geringer ist die Wahrscheinlichkeit, eine Sterbeerfahrung zu erleben. Da die meisten Menschen in Todesnähe sehr schnell bewußtlos werden bzw. unbewußt diese Flucht vorziehen, haben sie diese Erfahrungen nicht. Hinzu kommt noch, daß Sterbeerfahrungen, ähnlich wie Träume, sehr schnell vergessen werden, also einer hohen Amnesiequote unterliegen. Träume wie Sterbeerfahrungen können nur erinnert werden, wenn ein Restbewußtsein übriggeblieben ist.

Wir wissen das aus der Traumforschung: Wenn wir morgens aufwachen, haben wir Erinnerungen an die Träume, wachen wir dagegen in einer traumlosen Phase auf, wissen wir nichts mehr von den vorhergehenden Träumen. Wir müssen also im Traumerleben wieder teilweise bewußt werden, um Erinnerungen an den Traum behalten zu können. Gleiches gilt für die Sterbeerfahrungen.

Dann kommt noch hinzu, daß in der Regel Psychopharmaka und Schmerzmittel Sterbeerfahrungswahrnehmungen und -erinnerungen beeinträchtigen. Außerdem sollte man nicht die Tatsache vergessen, daß in Deutschland in der Regel überhaupt nicht nach diesen Nah-Todeserfahrungen gefragt wird. Kein Intensiv-Mediziner fragt seine Patienten, ob sie während der Todesnähe etwas derartiges erlebt haben. Und wenn die Patienten etwas erlebt haben, geben sie es in der Regel auch nicht in der Klinik weiter, weil sie Angst haben, daß sie für gestört erklärt werden.

W.W.: Wieviel Prozent der sterbenden, aber reanimierten Menschen haben Nah-Todeserfahrungen, und ist es richtig, daß diese in den USA häufiger als in Europa erlebt werden?

M. Schröter-Kunhardt: Ich habe nicht den Eindruck, daß die Nah-Todeserfahrungen in den USA häufiger als bei uns in Europa erlebt werden. Eine holländische Studie hat gerade ergeben, daß 10–15 % der Menschen in Todesnähe entsprechende Erlebnisse haben. Die meisten anderen Studien kommen natürlich aus den USA, aber auch aus Australien und China, wo man eine ähnliche Häufigkeit ermittelt hat. Die Amerikaner berichten lediglich mehr davon, auch kommen die meisten Publikationen zu diesem Thema aus den USA. Nach meiner Einschätzung haben ein Viertel derjenigen Menschen, die biologisch oder psychologisch dem Tod nahe waren, irgendwelche bewußten Sterbeerfahrungen, wobei die Zahlen in verschiedenen Studien zwischen 0 und 100 % schwanken. Einige Studien haben nämlich ergeben, daß Menschen, die sich umbringen wollten – z.B. auf der Golden Gate-Bridge –, bis zu 100 % diese Erfahrungen machten. Andere Studien haben wiederum gezeigt, daß bei 50 zufällig Ausgewählten niemand diese Erfahrungen gemacht hat. Aus allen Studien kann man ein Mittel nehmen, so daß man auf ungefähr 25 % kommt.

Man sieht seinen Körper als leere Hülle

W.W.: Die Nah-Todeserfahrung hat verschiedene Elemente. Sie beginnt damit, daß man in einen ganz anderen Zustand eintritt, außerhalb von Raum und Zeit. Wie wird dieser Zustand von den Menschen beschrieben?

M. Schröter-Kunhardt: Die betreffende Person spürt zu Beginn eine Art Leichtigkeitsgefühl, die Schmerzen lassen nach, man fühlt sich plötzlich ganz frei und unbefangen und erlebt, daß man fliegt bzw. schwebt. Das geht dann in die außerkörperliche Erfahrung über.

W.W.: Meist sieht man dabei auf seinen physischen Leib herab und versucht auch, erneut in diesen hineinzuschlüpfen.

M. Schröter-Kunhardt: Genau, es geht sogar so weit, daß die betreffenden Personen in allen Einzelheiten das Zimmer, in dem ihr Leib liegt, wahrnehmen. Sie können sogar durch die Wände durchdringen und in andere Räume blicken und verschiedenste andere Wahrnehmungen machen. Diese Wahrnehmungen sind zum Teil nachweisbar richtig. Beispielsweise blickt jemand einige Stockwerke höher oder in ein Nachbarhaus, während er in einem ganz anderen Raum reanimiert wird. Interessant ist dabei, daß bei diesem Erlebnis eine gewisse innere Distanz oder gar Gefühlslosigkeit vorherrscht. Man erlebt seinen Körper in einer neutralen Szene, man sieht ihn als leere Hülle, die man zurückläßt, und ist eigentlich ganz zufrieden, nicht mehr in ihm zu stecken. Eine Euphorie, wie sie später bei den Lichterfahrungen auftritt, ist hier nicht zu spüren. Auch die Wahrnehmung des Körpers, der Ärzte und Schwestern, die reanimieren, ist zum Teil nachweisbar richtig.

Durch den Tunnel ins Licht

W.W.: Nach dieser Phase kommt eine dunkle Übergangszone, in der man oftmals durch einen dunklen Tunnel hindurchgleitet. Wie wird dieses Erlebnis von den Menschen beschrieben?

M. Schröter-Kunhardt: Sie berichten von einem tunnelförmigen Gebilde, es kann rechteckig oder rund sein, in das der Betreffende hineingezogen wird und auf ein Licht am Ende dieses Tunnels zufliegt.

W.W.: Nach dem Tunnel tritt man in das Reich des Lichtes ein, in dem sich die verschiedensten Gestalten und Wesen aufhalten. Was wird dort erlebt, und welche Gestalten treten auf?

M. Schröter-Kunhardt: Wenn der Betreffende in den Bereich des Lichtes eintritt, kommt es zu ekstatischen Gefühlen, Gefühlen bedingungsloser Liebe und Glückseligkeit, auch von Allwissenheit. Dabei fühlen sich die Menschen sehr wohl und wollen dort bleiben. Danach taucht oft eine Landschaft auf. Bei den positiven Erfahrungen ist diese Landschaft überwiegend paradiesisch, z.B. eine Naturlandschaft mit leuchtenden Farben und wunderschöner Stimmung, teilweise auch von Musik begleitet. Dabei sieht der Betreffende auch Verstorbene, die ihn freundlich begrüßen, die dort in dieser Landschaft herumschweben. Eher zum Schluß dieser Erfahrung hin kann es auch zum Auftreten von Lichtfiguren kommen, die den betreffenden Menschen als Engel oder als Christus erscheinen.

Höllische Landschaften mit Dämonen

W.W.: Auf der anderen Seite gibt es aber auch negative Nah-Todeserfahrungen. Was ereignet sich während dieser?

M. Schröter-Kunhardt: Zuerst hat man die gleichen Erlebnisse, also die außerkörperlichen Wahrnehmungen und das Tunnelerlebnis. Aber dann tritt man nicht in eine paradiesische Landschaft ein, sondern in eine dunkle Sphäre mit Dämonen und gequälten oder quälenden Menschen. In dieser dunklen und belastenden Landschaft fühlt man sich auch selbst von den Dämonen, unförmigen Wesen und Verstorbenen bedrängt. Es ist so, als würden die Verstorbenen dort ihre destruktiven Handlungen fortsetzen.

W.W.: Ist man in dieser höllischen Landschaft auch selbst integriert, sieht man dort auch Teile des eigenen Lebens?

M. Schröter-Kunhardt: Damit sprechen Sie den Lebensfilm an. Er kann sowohl bei den negativen als auch bei den positiven Erlebnissen als Element auftreten, in der Regel allerdings nicht erst im Zusammenhang mit den Himmels- oder Höllenlandschaften, sondern oftmals sogar schon vor dem Tunnelerlebnis. Die Lebensfilmkomponente kann auch durch Verstorbene oder eine Lichtfigur ausgelöst werden, die den Betreffenden auffordern, sich sein eigenes Leben anzuschauen. Sie kann aber auch als einzelnes Element oder im Rahmen der außerkörperlichen Wahrnehmung auftreten. Das ist ganz unterschiedlich.

Das Lebenspanorama

W.W.: Bei diesem Lebenspanorama erscheinen meist sämtliche Szenen des Lebens der betreffenden Person, die diese Nah-Todeserfahrung durchmacht, in kürzester Zeit. Können Sie dieses Panorama noch ein wenig spezifizierter beschreiben: Ist es farbig, räumlich, hört man dabei auch Stimmen, und erscheinen die Szenen wirklich alle gleichzeitig oder tauchen sie auch hin und wieder nacheinander auf?

M. Schröter-Kunhardt: Hierbei gibt es zwei Komponenten. Zum einen kann es sein, daß der Lebensfilm neutral gesehen bzw. beobachtet wird, und zwar in einem szenischen Ablauf von Bildern, der in der Regel das Leben rückläufig erfaßt und Monate, Jahre oder noch längere Zeiten des Lebens abspult. Die Bilder sind meist farbig und laufen unkontrollierbar und schnell. Sie beinhalten positive und negative Elemente des Lebens, manchmal nur die negativen Erfahrungen. Die zweite Form ist die sogenannte Lebensrevision. Dabei ist nicht nur ein Film zu sehen, sondern es wird auch eine Bewertung vorgenommen. Der

Betreffende muß sein Leben beurteilen und entscheiden, ob er gut oder schlecht gehandelt hat. Das kann so weit gehen, daß sogar Gedanken, Worte und Taten kritisch reflektiert werden bzw. die Auswirkungen dieser Taten kritisch wiedererlebt werden müssen.

W.W.: Geschieht diese Bewertung des eigenen Lebens meist im Zusammenhang mit einer Lichtgestalt?

M. Schröter-Kunhardt: Nein, diese Bewertung ist in der Regel ganz variabel. Das hängt davon ab, an welcher Stelle der Erfahrung dieser Lebensfilm auftaucht. In einem Fall sah z.B. ein Krimineller in diesem Lebensfilm seine ganzen schlechten Taten, und zwar unabhängig von irgendwelchen Lichtfiguren. Er sitzt über seine schlechten Taten, also über sich selbst zu Gericht. Er merkt selbst, wann und wo er falsch gehandelt, gesprochen und gedacht hat, und erkennt an den Gefühlen der anderen, die er miterleben muß, was an seinen eigenen Taten falsch und schlecht gewesen ist.

W.W.: Gibt es bei diesem Lebenspanorama eine bestimmte Ordnung, zusätzlich zum rückwärtigen Ablauf, den Sie schon erwähnten? Stehen auch manchmal Szenen aus der Kindheit und der Zeit kurz vor dem Tod gleichzeitig vor dem Erlebenden?

M. Schröter-Kunhardt: Scheinbar wird eine gewisse Ordnung eingehalten. Es laufen Abschnitte aus der Vergangenheit ab, und zwar in Richtung Geburt. Nur gelegentlich gibt es vorwärtslaufende Lebensfilme, also von der Geburt an aufwärts. Diese Bilder sind wohl nachweislich richtige fotografische Erinnerungen. Dabei kommt es mitunter zu ungewöhnlichen Erlebnissen, daß der Betreffende z.B. Ereignisse aus seinem dritten Lebensjahr sieht, die er längst vergessen hatte bzw. gar nicht wissen konnte und die dann im nachhinein von nahestehenden Verwandten bestätigt werden. Manchmal gehen diese Erlebnisse sogar bis hin zur Geburtsphase, in einzelnen Fällen gibt es sogar Berichte, in denen der Betreffende seine eigene Zeugung glaubt miterlebt zu haben. Ob das möglich ist, ist natürlich fraglich, aber es wird beschrieben.

W.W.: Wie ist die Perspektive während der Schau dieses Lebenspanoramas: Schlüpft man in die eigene Lebensszene hinein, oder schaut man von außerhalb wie in einem Kino auf diese Lebensszenen?

M. Schröter-Kunhardt: Das ist ganz unterschiedlich. Manchmal wird es von außen wie ein Kinofilm erlebt, aber es gibt auch andere Beispiele. Ich erinnere mich z.B. an die Schilderung einer Frau, die ihre Geburtsszene auf einem sich drehenden Karussell vor schwarzem Hintergrund sah. Es ist typisch für Sterbeerfahrungen, daß die Einzelelemente universell sind, aber daß die Ausgestaltung ganz individuell ist. Interessant ist dabei allerdings, daß es keine Sterbeerfahrung gibt, bei der es zum Ablauf eines früheren Erdenlebens gekommen ist. Auch in reinkarnationsgläubigen Kulturen wird immer nur das eigene Leben gesehen. Meines Erachtens müßte man im Rahmen dieser Lebensfilmkomponente auch erwarten können, daß frühere Erdenleben ablaufen, wenn es sie denn gäbe.

W.W.: Diese Schlußfolgerung kann ich nicht nachvollziehen.

M. Schröter-Kunhardt: Die Nah-Todeserfahrung ist ein tief veränderter Bewußtseinszustand, in dem es in Todesnähe zu einer Bilanzierung des eigenen Lebens kommt. Wenn es also schon in dieser Situation, in der sich – abhängig von einer Lebensbilanzierung – ein bestimmtes Leben nach dem Tod andeutet, zu keinem Rückblick auf ein „früheres Leben" kommt, dann ist das auch in keiner anderen Situation zu erwarten. Das ist für mich ein Beleg, daß Reinkarnationserfahrungen nicht unbedingt glaubwürdig sind. Ich weiß natürlich, daß Sie als Anthroposoph das anders sehen.

W.W.: Denken Sie sich einfach einen nichtsinnlichen Bereich der menschlichen Wesenheit, in den während des Lebens sämtliche Gedanken, Gefühle, Ereignisse und Tatenfolgen eingeprägt werden. Dieses unsichtbare Kleid wird während des Lebens vom Menschen getragen bzw. er ist davon durchzogen. Kommt er aber in die Nähe des Todes, so löst sich dieses unsichtbare Kleid von seinem physischen Leib, wird frei und die eingeprägten Erlebnisse treten als Bilder vor sein Bewußtsein.

Das sind aber nur die Bilder der Ereignisse, die er während des einen Erdenlebens erlebt hat. Er hat aber in diesem Leben kein Bewußtsein seines letzten Erdenlebens, genausowenig wie von der Zeit vor seiner Geburt, wo er in einer geistigen Welt gelebt hat. Deswegen treten diese Erlebnisse nicht in dem Lebenspanorama vor sein Bewußtsein. Also muß dieser Tatbestand nicht gegen Reinkarnation sprechen.

M. Schröter-Kunhardt: Das ist natürlich denkbar. Auf die Zeit vor der Zeugung hat man natürlich keine Hinweise. Trotzdem ist die Reinkarnation für mich sehr fraglich. Der Lebensfilm ist eben eine Bilanzierung des Lebens, während der es zu einer Art Selbsterkenntnis kommt, so daß sich entsprechende Folgen für das weitere Leben nach dem Tod ergeben. Da es aber Funktion früherer Leben ist, Auswirkungen auf das Nachtodliche zu haben, meine ich, daß man während dieser Bilanzierung erwarten müßte, einen Hinweis auf frühere Erdenleben zu finden, wenn es sie denn gäbe. Außerdem beruft sich der Reinkarnationsglaube gerade darauf, daß „frühere Leben" gelegentlich erfahrbar seien! Wenn das aber in Todesnähe nicht der Fall ist, dann sind die sogenannten Reinkarnationserfahrungen auch keine Erfahrungen „früherer Leben", sondern etwas anderes, z.B. ein unfreiwilliger Kontakt mit den Verstorbenen.

Den Schmerz der anderen in sich spüren

W.W.: Lassen wir diesen Punkt offen. Zurück zum Lebenspanorama: Oftmals wird von den Menschen mit Nah-Todeserfahrungen auch beschrieben, daß sie den Schmerz derer verspüren, denen sie während des Lebens Leid zugefügt haben. Ist dieses Erlebnis eher selten, oder tritt es häufiger auf?

M. Schröter-Kunhardt: Diese Erlebnisse treten bei der Lebensrevision auf, und zwar mit unterschiedlicher Intensität. Das hängt von individuellen Bedingungen ab, z.B. inwieweit jemand offen und bereit ist, diese Erlebnisse anderer wahrzunehmen. Über die Häufigkeit kann ich keine klaren Angaben machen. Es gibt Menschen, die erleben dieses Lebenspanorama als neutralen, andere als bewerteten Ablauf. Interessant ist, daß es z.B. im Mittelalter und auch in anderen Kulturen keinen Lebensfilm gibt, sondern ein Vorlesen aus einem Lebensbuch. Daran sieht man, daß diese Lebensrevision kulturell ausgestaltet ist. Das zeigt wiederum, daß Sterbeerfahrungen zwar einheitliche Elemente haben, daß die Ausgestaltung aber von der kulturellen, religiösen und mentalen Reife des Betreffenden abhängig ist.

W.W.: Wird man während dieses Erlebnisses zu der anderen Person und empfindet man in ihr den Schmerz, den man ihr während des Lebens zugefügt hat, oder bleibt man die eigene Person und spürt lediglich den Schmerz der anderen Person?

M. Schröter-Kunhardt: Bei dieser Lebensrevision kann es sein, daß sowohl die eigenen Gedanken und Gefühle gesehen und erlebt werden, als auch die Gefühle und Reaktionen der anderen wiedererlebt werden. Manchmal geht es sogar so weit, daß man der andere zu sein scheint. Man erlebt dann gleichzeitig sich selbst und die Reaktion des anderen. Gelangt man zur Empfindung der Reaktion der anderen, ist die psychotherapeutische Wirkung auf die eigene Person am stärksten. In solchen Fällen kommt es zu tiefster Selbsterkenntnis, weil man merkt, wer man im Leben wirklich gewesen ist. Lebensfilme mit Lebensrevisionen sind insofern den üblichen Psychotherapien überlegen, zumal sie auch wesentlich ehrlicher erfolgen. Ein fremder Therapeut kann in der Regel nicht so tief in die eigene Szenerie einsteigen, wie es der Erlebende selber bei dieser Lebensrevision tut.

Zukunftsschauungen

W.W.: Von einigen Menschen wird beschrieben, daß die Bilder des eigenen Lebenspanoramas verschwinden und daß weitergehende Schauungen auftreten, z.B. von der eigenen Zukunft oder aber auch der globalen Zukunft. Wie ist das zu bewerten?

M. Schröter-Kunhardt: Das sind die persönlichen und globalen Zukunftsschauungen. Bei den Fällen, die ich gesammelt habe, ist es so, daß die Verstorbenen dem Erlebenden einen Hinweis geben, daß in seiner Zukunft dies oder jenes geschehen werde. Das ist nicht selten, und es erfüllt sich auch gelegentlich.

Ich erinnere mich z.B. an die Schilderung einer Frau, der von einem verstorbenen Großvater gesagt worden ist, daß ihr neugeborenes und schwerkrankes Kind entgegen allen Erwartungen nicht sterben werde. Und genau dies ist eingetreten.

Diese persönlichen Zukunftsschauen werden sehr häufig in Verbindung mit Verstorbenen erlebt. Zum anderen kann im Rahmen des Lebensfilms eine Zukunftsszene ablaufen, in der sich der Betreffende zehn Jahre weiter in der Zukunft sieht. Auch das soll sich erfüllt haben. Trotzdem möchte ich hinzufügen, daß man das wirklich ganz genau untersuchen müßte.

W.W.: Haben Sie unter Ihren Patienten solche, bei denen eine Zukunftsschau wirklich eingetreten ist?

M. Schröter-Kunhardt: Ja, das habe ich, allerdings kann ich sie jetzt aus dem Stegreif nicht repetieren. Ich habe etwa 150 Fälle gesammelt und kann diese aus dem Stand nicht im einzelnen von denen unterscheiden, die ich in der Literatur gelesen habe. Auf jeden Fall gibt es Berichte von Zukunftsvisionen, die im Lebensfilm auftraten und sich später erfüllten.

W.W.: Haben Sie bei Ihren Patienten auch globale Zukunftsschauen erlebt, wie sie Dannion Brinkley in seinem Buch „Zurück ins Leben" (München 1994) schildert?

M. Schröter-Kunhardt: Nein, dergleichen habe ich überhaupt noch nicht erlebt. Kenneth Ring schildert diese globalen Zukunftsschauen in seinen Büchern. In der Regel werden sie im Rahmen des Lebensfilms gesehen. Während dieser globalen Zukunftsschauen kommt es in der Regel zu apokalyptischen Visionen. Kenneth Ring hat aber beschrieben, daß sich diese Zukunftsvisionen meist nicht zu dem erwarteten Zeitpunkt ereignet haben, z.B. ein Atomkrieg in einem bestimmten Jahr. So etwas hat sich bisher nicht erfüllt. Erfüllt hat sich dagegen, daß es mehr Erdbeben und Naturkatastrophen gegeben hat, aber was an apokalyptischen Katastrophen von den betreffenden Menschen erlebt worden ist, ist bisher noch nicht eingetroffen.

Diese Zukunftsschauen sind keine fotografischen Schauungen, sondern wie alle paranormalen Wahrnehmungen durch die eigenen Wahrnehmungen und Vermutungen getönt.

W.W.: Oft stehen diese Zukunftsschauungen ja auch nur als eine Art Möglichkeit vor dem Sterbenden, und es wird ihnen deutlich gemacht, daß es von dem Verhalten der Menschen abhänge, ob sie eintreffen oder nicht.

M. Schröter-Kunhardt: Richtig, das wird oftmals signalisiert. Meines Erachtens ist das aber bei den globalen Zukunftsschauen eher der Fall. Hin und wieder gibt es aber auch Fälle aus dem persönlichen Leben, bei der man der erlebten Zukunft aus dem Wege zu gehen versucht.

W.W.: Woran denken Sie dabei?

M. Schröter-Kunhardt: Das wäre ein Beispiel, das ich in der Literatur gelesen habe: Jemand träumt, daß er mit dem Auto über einen Berg fährt und ihm oben auf dem Berg ein anderes Auto entgegenkommt, von dem sich ein Reifen löst, welcher dann mit dem eigenen Wagen zusammenprallt. Einige Wochen nach diesem Traum ist der Mann exakt diesen Berg hochgefahren, und es kam ihm genau dieser Wagen entgegen. In diesem Moment fiel ihm der Traum ein, und er erwartete, daß sich jetzt der Reifen von dem Wagen lösen würde, was de facto auch passierte. Er beschleunigte dann seinen eigenen Wagen, so daß er den im Traum erlebten Zusammenprall mit dem sich lösenden Reifen vermeiden konnte. (Siehe: Ryback, D./Sweitzer, L.: Wahrträume. München 1990)

Zurück ins Leben

W.W.: Wer fordert die Verstorbenen auf, ins Leben zurückzukehren, und wie wird dies von dem jeweiligen Menschen empfunden?

M. Schröter-Kunhardt: In der Regel ist es so, daß die Rückkehr unfreiwillig erfolgt. Natürlich gilt dies nur für die positiven Erfahrungen, denn bei den negativen Erfahrungen ist es klar, daß man diese nicht länger durchmachen will. Bei den positiven Erfahrungen erfolgt die Rückkehr entweder automatisch, indem die Betreffenden im Tunnel, im Licht oder in der Landschaft eine Art Sog erfaßt, durch den sie ins Leben zurückgestoßen werden.

Nicht selten aber werden sie auch von Verstorbenen oder anderen Gestalten aufgefordert, ins Leben zurückzukehren. Es wird ihnen gesagt, daß sie sich nicht länger im Bereich des Lichtes aufhalten dürften, weil sie im Leben noch etwas zu erledigen hätten.

Es kann aber auch ein Gefühl des Betreffenden, noch einen Auftrag im Leben zu haben, noch etwas erledigen zu müssen, ganz von allein eintreten. Dieses Gefühl kann ihm also durch die Wesen vermittelt werden, oder er kann es unabhängig von diesen entwickeln. Meistens kommt es aber von außenstehenden Personen oder Erscheinungen, z.B. einer Stimme im Licht.

W.W.: Welche Persönlichkeitsveränderungen treten nach der Rückkehr in das Leben bei den Personen mit Nah-Todeserfahrungen auf?

M. Schröter-Kunhardt: Alle Menschen mit Sterbeerfahrungen sind sicher, daß ihre Erfahrung ein Hinweis auf ein Leben nach dem Tod ist. Für die meisten ist es sogar ein Beweis. Damit verlieren sie auch die Angst vor dem Tod als Ende, nicht vor dem Sterben. Zum anderen kommt es bei vielen zu einer Zunahme von ethisch-religiöser Orientierung und Lebensweise. Behauptungen aus Amerika, z.B. von Kenneth Ring, daß dabei ein neuer Mensch – ein Omega-Mensch – entstehe, sind inzwischen als Wunschtraum mancher Autoren entlarvt worden. Unbestritten ist allerdings, daß die Betreffenden einen enormen Schub bekommen, sich und ihr Leben zu verändern. Mitunter geht es soweit, daß sie sich von ihrem Partner trennen, weil er die religiösen Veränderungen nicht mitträgt. Auch Berufswechsel kommen vor, weil der alte Beruf nicht mehr den ethischen Prinzipien entspricht. Auch daß Kriminelle ihre kriminelle Karriere abbrechen, Drogensüchtige aufhören, Drogen zu nehmen, Selbstmörder keine weiteren Selbstmordversuche machen u.a.m., ist vielfach in der Literatur beschrieben worden.

Diese Veränderungen sind besonders bei denjenigen Menschen deutlich, die vorher in ihrem Leben weniger ethisch und religiös gelebt haben. Je atheistischer und areligiöser jemand gewesen ist, desto größer werden nach dieser Nah-Todeserfahrung die Veränderungen. Wenn aber jemand einen annähernd ethischen Lebenswandel gepflegt hat, sind die Veränderungen nach diesem Erlebnis nicht so sehr stark. Ungefähr ein Drittel geht nach dem Erlebnis häufiger zur Kirche, die anderen werden religiöser, aber unabhängig von einer Kirche. Letzteres zeigt sich z.B. in karikativen Tätigkeiten, also in der Tat und im mitmenschlichen Zusammensein, aber nicht so sehr in religiösen Praktiken.

W.W.: Sicherlich wird man auch bestrebt sein, die restliche Lebenszeit besser zu nutzen.

M. Schröter-Kunhardt: Das kommt auf jeden Fall hinzu. Man schätzt das eigene Leben als ungeheuer wertvoll ein, man erlebt überhaupt die Kostbarkeit der Schöpfung, der Natur und vor allem aller zwischenmenschlichen Gefühle, Beziehungen und Kontakte. Materielle Dinge, alles Äußere, Prestige usw. treten dagegen zurück.

Negative Folgen

W.W.: Gibt es auch negative Folgen, z.B. psychische Störungen?

M. Schröter-Kunhardt: Ja, das wird leider in der Literatur verschwiegen. Man weiß aber, daß es durchaus auch zu Störungen kommen kann. Es treten z.B.

Depressionen auf, weil man nicht im nachtodlichen Bereich bleiben durfte, gelegentlich kommt es auch zu psychotischen Entgleisungen, und der Betreffende ist dann sozusagen in zwei verschiedenen Welten und weiß nicht, zu welcher er gehört. Häufig tritt eine gewisse Orientierungslosigkeit auf, weil die betreffenden Menschen nicht mehr wissen, wie sie ihr Leben anders gestalten sollen. Sie wollen zwar ihre neuen Werte realisieren und suchen auch einen Weg, den sie z.B. in irgendeiner Gemeinschaft begehen können, ja sie beginnen eine spirituelle Suche, die jahrelang anhalten kann.

W.W.: Sind das jetzt Einzelfälle, von denen Sie berichten, oder ist der Prozentsatz derer, die nach einer Nah-Todeserfahrung mit ihrem Leben nicht zurechtkommen, doch sehr hoch?

M. Schröter-Kunhardt: Das kann ich nicht genau sagen. Die Scheidungsrate ist auf jeden Fall höher als die durchschnittliche, aber das muß keine negative Folge sein. Die Prozentzahlen für Depressionen, andere Störungen und psychotische Entgleisungen sind noch nicht erfaßt worden. Nach meinem Gefühl liegen die Zahlen dafür unter 10 %, während die Orientierungslosigkeit sicherlich – zumindest vorübergehend – bei jedem Zweiten vorkommt.

Phyllis Atwater z.B. hat schon in ihrer Kindheit verschiedenste außersinnliche Wahrnehmungen gehabt, so daß es zu einer Art spirituellem Erwachen kam. Trotzdem ist sie nach ihrem Nah-Todeserlebnis in eine Phase der Orientierungslosigkeit geraten. Sie war also latent von inneren Welten geprägt und nicht immer unbedingt in sich zentriert. Sie ist aber auch eine sehr kritische Dame, die z.B. die Euphorie von Kenneth Ring mit seinem Omega-Menschen kritisiert. Sie hat auch im *Journal of Near-Death Studies* (14 [1], Fall 1995, S.5–15) Kenneth Ring scharf angegriffen, seine Mythologie kritisiert und dargestellt, daß es bei den Nah-Todeserfahrungen sehr viel mehr negative gibt als allgemein dargestellt. Sie wurde sogar von IANDS-Leuten unter Druck gesetzt, nichts über negative Erfahrungen zu publizieren, weil dies der Forschung schaden könnte.

Vorsicht vor Fehlinterpretationen

W.W.: Sehen Sie zusätzlich eine Gefahr einer nicht exakten Übermittlung der Nah-Todeserfahrungen? Können Sie z.B. mit religiösen Phantastereien vermischt werden?

M. Schröter-Kunhardt: Selbstverständlich. Die Gefahr liegt vor allem in der Interpretation. Die betreffende Person kommt wieder zu sich und schildert, was sie erlebt hat. Besonders fundamentalistische Christen schildern dann, daß sie Gott begegnet seien, daß das Licht Jesus gewesen sei, während Buddhisten dies ganz anders beschreiben. Wir wissen aber, daß der Lebensfilm kulturell geprägt ist. Deswegen müssen wir uns vor jeder einseitigen Deutung hüten. Der Lebensfilm ist niemals Ersatz für ein objektives Gericht oder eine übermenschliche Einheit, die das Leben beurteilt.

Ein Beispiel ist Beate Hellmann, die aufgrund ihrer Nah-Todeserfahrungen ausgeführt hat, daß sie in ihrer Jugend streng religiös erzogen worden sei, jetzt aber erlebt habe, daß Gott liebevoll sei, und sie deswegen nicht mehr glaube, daß Gott irgendwann einmal richten werde. Das ist auch so eine Interpretation, die voreilig erfolgt ist, weil das eigene Erlebnis in diesem Moment verabsolutiert wird. Auch Frau Kübler-Ross macht meines Erachtens einen großen Fehler, wenn sie den Aids-Kranken verspricht, daß alle nach ihrem Tod in das helle Licht kommen und ein wunderschönes Erlebnis haben werden, und sie ihnen mit diesen Schilderungen die Angst vor dem Tod nehmen will. Natürlich ist es wünschenswert, daß die Angst vor dem Tod genommen wird, trotzdem habe ich manchmal den Eindruck, daß diese Tendenz zu einer Art Religionsersatz geworden ist, weil den Menschen sozusagen der Himmel versprochen werden kann.

Wir wissen aber, daß es negative Erfahrungen gibt, aber wir wissen nicht, welcher Mensch diese negativen Erfahrungen erleben wird. Es gibt sogar Fälle, daß jemand, der schon zwei positive Erfahrungen erlebt hat, bei einer dritten Nah-Todeserfahrung plötzlich eine negative erlebt. Auch wenn der Schweizer Stefan von Jankovich, der selbst eine positive Nah-Todeserfahrung hatte, neulich im Fernsehen ausführte, daß er lieber jetzt als in zehn Jahren sterben möchte, um wieder in diese paradiesische Landschaft zu kommen, so unterliegt er sicherlich einem Irrtum, denn wer weiß, ob er beim nächsten Mal dieselbe Erfahrung machen wird. Schließlich wäre es gut denkbar, daß er dann eine Höllenerfahrung durchmachen muß. Aus diesen Gründen muß man mit Bewertungen durch Menschen, die Sterbeerfahrungen durchgemacht haben, sehr vorsichtig sein. Das ist immer dann besonders problematisch, wenn diese Menschen allein aus ihrem eigenen Erlebnis heraus eine Deutung geben, ohne sich – wie Frau Atwater es getan hat – über alle anderen Deutungen gründlich zu informieren. Sonst kommt es zu den typischen Fehldeutungen.

Es gibt ein Leben nach dem Tod

W.W.: Ziehen wir einmal Bilanz: Wie deuten Sie die Nah-Todeserfahrung? Hat der Mensch dabei die Begegnung mit einer objektiven geistigen Welt, die auch ohne den Menschen vorhanden ist, oder liegt die Ursache für diese Nah-Todeserlebnisse ausschließlich im Subjektiven des jeweiligen Menschen?

M. Schröter-Kunhardt: Sterbeerfahrungen sind ein Hinweis, daß es ein Leben nach dem Tod gibt, in welchem es Verstorbene, Dämonen, göttliche Figuren und auch Gott gibt. Man darf diese Erlebnisse aber nicht als Fotografien dieses Lebens nach dem Tod ansehen. Sterbeerfahrungen enthalten Hinweise einer jenseitigen Welt, die sich in subjektiven Bildern zeigt. Die Bilder selbst sind also grundsätzlich von subjektiven Vorstellungen und Ansichten geprägt; in der Einheitlichkeit der Bilder, die in allen Kulturen auftreten, auch in der übermittelten Botschaft, drücken sich möglicherweise objektive Elemente eines Jenseits aus. Auch kommt es zu nachweisbar richtigen außersinnlichen Wahrnehmungen des Diesseits – und damit wohl auch des Jenseits. Solange diese außersinnlichen Wahrnehmungen aber noch in unserem Gehirn ablaufen, sind sie in die subjektiven Bilder verkleidet.

Die Bilder enthalten also im Kern eine Wahrheit, z.B. daß es Engel und Teufel gibt, aber man darf nicht vergessen, daß sich diese Wahrheiten in Verkleidungen offenbaren. Das aber ist gar nichts Ungewöhnliches, denn mit der normalen Wahrnehmung des Alltags verhält es sich genauso. Unsere Alltagswahrnehmung nennen wir psychiatrisch eine illusionäre Verkennung. In der Physik gibt es weder Farben und Formen noch feste Gegenstände, weder Gefühle wie Haß, Liebe, Interessen noch Freude, Spaß und Müßigkeit, denn dort gibt es nur Quanten, Teilchen und Korpuskeln sowie das Vakuum. Betrachten wir nun einen Tisch oder eine Rose, so sind dies nur Quantenwolken, die von uns so interpretiert werden, als seien sie ein Tisch oder eine Rose.

Nach meiner Ansicht steht das Gehirn zwischen zwei Welten. Es ist ein Instrument, mit dem wir sowohl die physische Realität als auch die jenseitige Realität, an die ich auch glaube, interpretatorisch oder illusionär verkennend abbilden. Gleichzeitig steht aber hinter der Rose, die ich wahrnehme, eine Quantenrealität, hinter dem Verstorbenen, den ich wahrnehme, möglicherweise sogar der wirkliche Verstorbene, der sich aber dann in dem Bild zeigt, das ich verarbeiten kann.

Objektivitäten, eingekleidet in subjektive Bilder

Ich kann ein anderes Beispiel aus meiner Sammlung erzählen: Eine kleine Frau hatte ihren Körper verlassen und konnte während dieser außersinnlichen Wahrnehmung eine tote Biene auf einem sehr hohen Schrank erblicken, die sie nie zuvor gesehen hatte, weil sie dort gar nicht hochgucken konnte. Als sie wieder in ihrem Körper war, hat sie nachgeschaut, und die Biene lag wirklich an dieser Stelle. Sie hat also außersinnlich wahrgenommen. Gleichzeitig hat sie in dem Raum eine Art Energiekugel erlebt, aus der eine Stimme zu ihr drang, die in etwa folgende Worte sprach: „Du gehörst noch nicht zu uns, du mußt noch auf der Erde bleiben.“ Diese Frau hat keine Verstorbenen erlebt, sondern eine Energiewolke. Andere Menschen sehen statt dessen vielleicht Verstorbene in einer bestimmten Kleidung. Unser Gehirn braucht für diese Wahrnehmungen eben verständliche Bilder.

W.W.: Man nimmt also eine Objektivität wahr, die sich in subjektiven Bildern der wahrnehmenden Person ausgestaltet.

M. Schröter-Kunhardt: Genau. Als Stephanus in der Arena gesteinigt wird, sieht er Christus zur Rechten Gottes auf einem Thron sitzen. Sicherlich sitzt Christus in Wirklichkeit nicht auf einem Thron. Die Wahrheit, daß sich Christus in einer gewissen Position zu Gott befindet, ist der objektive Hintergrund, ist der Kern der Wahrnehmung. Aber daß er auf einem Thron sitzt und zur Erde hinunterblickt, ist ein Bild, das wir als Menschen brauchen, um es überhaupt noch in unseren Dimensionen und Kategorien verstehen zu können.

W.W.: Diese Schwierigkeit taucht immer auf, wenn geistige Dinge in die Sprache bzw. in ein Bild gekleidet werden müssen.

M. Schröter-Kunhardt: Genau. Mir ist dabei wichtig, daß diese aus dem Unbewußten gesteuerten Bilder nicht abgewertet werden, denn das Bild bzw. die Wahrnehmung der Rose ist auch etwas, um mit dem dahinter befindlichen Quantenobjekt umgehen zu können. Die subjektive Färbung der objektiven Wahrnehmung hat also einen wahren Kern.

Nah-Todeserfahrungen sind keine subliminalen Wahrnehmungen und keine unbewußten Wunschvorstellungen

W.W.: Könnten die Nah-Todeserfahrungen bzw. außersinnlichen Wahrnehmungen als bloße subliminale, unterschwellige Wahrnehmungen abgetan werden?

M. Schröter-Kunhardt: Nein. Natürlich gibt es bei den Nah-Todeserfahrungen auch subliminale Wahrnehmungen. Meistens sind dies akustische Wahrnehmungen, die als letzte bestehen bleiben. Diese akustischen Wahrnehmungen sind allerdings sehr begrenzt, denn meistens werden nur akustische Wahrnehmungen im Umfeld der im Koma liegenden Personen wahrgenommen. Oft sind dies auch bedrohliche Dinge, positive meist nicht. Hinzu kommt, daß akustische Wahrnehmungen auch akustisch wahrgenommen werden. Die Behauptung, daß sie in Bildern umgesetzt werden und damit das Bilderleben nichts anderes als eine subliminale Wahrnehmung ist, ist sicherlich falsch.

Dieses Phänomen der Umsetzung nennt man Synästhesie. Dabei kommt es jedoch nie zu einer fotografischen Umsetzung, daß z.B. ein in der Wirklichkeit quietschender Reifen auch in das Bild eines quietschenden Reifens umgesetzt wird. Statt dessen sieht man ein abstraktes Bild mit Farben und entsprechenden Mustern, aber keine exakte Wiedergabe des auslösenden Objektes. Bei den Sterbeerfahrungen wird demgegenüber der Raum ganz exakt wiedergegeben. Deswegen kann man es nicht als unterschwellige Wahrnehmungen abtun.

Genausowenig kann es eine Restwahrnehmung von komatösen Augen sein, die in die Ferne starren, weil man weiß, daß bei jemandem, bei dem die Sauerstoffzufuhr ausfällt, zuerst die optische Wahrnehmung ausfällt, und diese dann – bei fortschreitendem Sauerstoffabfall – nicht wieder zunimmt. Bei den Out-of-body-Erlebnissen ist es auf jeden Fall eine mentale Repräsentation der eigenen Umwelt, die der Betreffende vorher noch gesehen hat, und in den Fällen, in denen es eine außersinnliche Wahrnehmung ist, ist es noch mehr als das. Allerdings gibt es außerkörperliche Wahrnehmungen, die nicht ganz exakt sind, z.B. daß die Feinstruktur eines Teppichs nicht genau wiedergegeben wird. – Wir haben im Sterbeerleben ein Kontinuum von Traumbildern ganz subjektiver Art bis zu objektiven Archetypen und außersinnlichen Wahrnehmungen. Deswegen muß man jeden Einzelfall genau anschauen, um sagen zu können, wie die jeweilige Wahrnehmung aufgebaut ist und aus welchen Anteilen sie besteht.

W.W.: Könnten diese besprochenen übersinnlichen Wahrnehmungen oder gar die Nah-Todeserfahrungen selbst aufgrund unbewußter Wunschvorstellungen entstehen?

M. Schröter-Kunhardt: Nein, es gibt mehreres, was dagegen spricht. Zum einen ist es so, daß Angst häufig die außerkörperliche Wahrnehmung beendet. Wenn jemand ein Out-of-body-Erlebnis hat und dabei Panik bekommt, hört diese Erfahrung auf. Bei der Wunscherfüllungsbehauptung wird davon ausgegangen, daß die Angst die treibende Kraft zum Produzieren der Sterbeerfahrungen ist. Aber Angst behindert diese Erfahrung oder beendet sie. Außerdem ist es so, daß der Wunsch nach Unsterblichkeit diese Erfahrungen nicht häufiger produziert, was man erwarten müßte, wenn es eine reine Wunscherfüllung wäre. Kinder, die diese Erfahrungen machen, sehen in der Regel nicht ihre Eltern – was zu erwarten wäre –, sondern Verstorbene. Es müßte aber so sein, daß Kinder in ihrer Notsituation gerade die Eltern erleben müßten. Auch Blinde haben nicht mehr außersinnliche Wahrnehmungen als andere, was zu erwarten wäre, wenn man sie als Wunscherfüllung von jemandem sieht, der nicht sehen kann.

Generell muß man auch sagen, daß sämtliche Wünsche subjektiv sind; der eine wünscht dies, der andere jenes. Die außerkörperlichen Wahrnehmungen treten aber in einheitlicher Weise auf, und dies ist transkulturell zu beobachten. Ein Atheist z.B. würde sich sicherlich etwas ganz anderes wünschen, nicht aber das, was er während dieser Nah-Todeserfahrungen erlebt. Auch Selbstmörder, die mit dem Leben Schluß gemacht haben und das Leben nicht mehr sehen wollen, müssen sich erneut mit dem Leben auseinandersetzen, indem sie z.B. einen Teil ihres Lebens ablaufen sehen. Allerdings glaube ich, daß ein Atheist irgendwo in seinem Wesenskern doch religiös ist und daß er bei den Sterbeerfahrungen mit diesem religiösen Teil konfrontiert wird. Damit zeigt sich aber, daß jeder Atheismus und Materialismus nichts anderes ist als eine Verdrängung von eigenen religiösen Anteilen.

W.W.: Was ist Ihre persönliche Motivation, sich mit den Nah-Todeserfahrungen zu beschäftigen?

M. Schröter-Kunhardt: Ich bin relativ streng christlich erzogen worden und aus der Kirche ausgetreten, weil mir alles zu eng war. Über diese Sterbeerfahrungen habe ich wieder zu meinem Glauben gefunden. Ich habe erkannt, daß es wiederholbar religiöse Erfahrungen gibt und daß man sie als Nah-Todeserfahrungen auch wissenschaftlich untersuchen kann, wodurch ich erkannte, daß Religion doch einen Sinn hat und sehr wertvoll für die Menschen ist. Über die Ausarbeitung der Forschungsergebnisse bezüglich der Sterbeerfahrungen bin ich also wieder religiös geworden und auch wieder in die neuapostolische Kirche eingetreten.

Erfahrungen des Jenseits

Siegfried Woitinas*

Der amerikanische Kinderarzt Dr. Melvin Morse hat in einem groß angelegten Forschungsprojekt das Leben von 200 Menschen untersucht, die schon als Kinder und Jugendliche an die Grenze des Todes gekommen waren. Menschen aus allen sozialen Schichten und verschiedenen Weltanschauungen schildern vergleichbare Erlebnisse, welche sich nach ihrer Rückkehr in den physischen Körper häufig in einer bemerkenswerten Weise auswirken: Sie werden vom Licht, das sie erlebt hatten, verwandelt.

Dieses seltsame Phänomen der Verwandlung erregte das besondere Interesse von Melvin Morse und führte ihn zu der sogenannten „Transformationsstudie", bei welcher er seine Aufmerksamkeit vor allem auf jene neuen Eigenschaften und Fähigkeiten der Menschen richtete, welche in der Folge der entsprechenden Erlebnisse nach der Rückkehr in den physischen Körper aufgetreten waren.

Nicht nur tiefe, unvergeßliche Einsichten in ihr eigenes Leben, sondern weitreichende Einblicke in eine jenseitige Lichtwelt voller Leben haben selbst bei ungläubigen Menschen erstaunliche Verwandlungen ihres Charakters bewirkt und ihre geistige und körperliche Verfassung verändert.

Eine der von ihm selbst befragten Frauen, die eine solche seelisch-geistige Erfahrung an der Schwelle des Todes gemacht hat, ist Betty J. Eadie, die Tochter einer Sioux-Indianerin. In „Licht am Ende des Lebens" (München 1994) hat sie einen ausführlichen Bericht veröffentlicht. Sie beschreibt dort nicht nur die schon weitgehend bekannten Stadien einer Nah-Todeserfahrung, sondern außerordentlich weitgehende Einblicke in eine jenseitige, schöpferische Welt, in der sie erlebt, daß dort der Ursprung alles Lebens zu finden ist. „Alles wurde dort zuerst spirituell und dann physisch erschaffen", ist eine ihrer vielen Aussagen.

Diese Schilderungen beeindrucken nicht allein durch ihre zum Teil sehr sinnlich wirkende Bildhaftigkeit, sondern weil sie in ihrem Kern weitgehende Gemeinsamkeiten mit den Berichten vieler anderer Menschen enthalten.

Als noch erstaunlicher – und der normalen menschlichen Logik offenbar widersprechend – muß man die verwandelnde Kraft solcher Erfahrungen bei jenen Menschen zur Kenntnis nehmen, die während des vorangegangenen Lebens sogar einen ausgesprochen schlechten, ja destruktiven Charakter zeigten.

---

* Siegfried Woitinas ist Mitarbeiter im Forum 3, Stuttgart, und Dozent für allgemeine Anthroposophie.

Einer von ihnen ist der Amerikaner Dannion Brinkley, der sich nach seinem Lebensrückblick selbst als einen außerordentlich „unangenehmen Zeitgenossen" bezeichnet. Während des Vietnamkrieges hatte er z.B. in einer Spezialeinheit als Killer aus dem Hinterhalt gearbeitet, mit der Hauptaufgabe, feindliche Politiker und Militärs zu eliminieren.

Sein erster Tod durch Blitzschlag hatte nicht nur schwerste Verbrennungen und jahrelange Lähmungen zur Folge. Während seines 20minütigen Herzstillstandes hatte er eine Fülle spiritueller Erlebnisse, die aus ihm einen völlig verwandelten Menschen machten. Das gab ihm auch die Kraft, seinen schwer geschädigten Körper zu regenerieren und sogar eine Reihe von Aufgaben zu ergreifen, mit denen er sich als Helfer für andere Menschen einsetzen will. – „Von den über 20.000 von mir untersuchten Nah-Todeserfahrungen ist dies die vollständigste und erstaunlichste", schreibt Dr. Raymond Moody über ihn.

In der Tat enthält dieser jetzt veröffentlichte Lebensbericht neben der dort beschriebenen Transformation seiner Persönlichkeit und der schier unglaublichen Wiedererweckung zum Leben eine Reihe von Einsichten in die verschiedenen Ebenen der jenseitigen Welt. Sie gehen in ihrer detaillierten Genauigkeit weit über die üblichen Erlebnisdimensionen an der Todesgrenze hinaus!

So wie von vielen anderen Menschen, werden hier auch von Dannion Brinkley Erlebnisse geschildert, die mit den seit langem bekannten geisteswissenschaftlichen Erkenntnissen weitgehend übereinstimmen. Sie bestätigen diese von der rein empirischen Erfahrungsseite her und enthalten darüber hinausgehend erstaunliche Einzelheiten, die sich auf unsere unmittelbare Gegenwart beziehen.

Durch diese herausragenden Berichte und die darauf aufbauenden Forschungen werden Einsichten in eine Welt zugänglich, die offensichtlich dem gewöhnlichen Bewußtsein zunächst nicht erreichbar sind. Doch sind allein im Westen Millionen von Menschen ermittelt worden, die auf solche Ereignisse in ihrem Leben zurückblicken können. Und diese Menschen sind unter uns. So wächst zugleich die Zahl der Ärzte, Psychologen und Wissenschaftler, die bereits mehrere Tausend Fälle systematisch untersucht haben. Dabei geht auf jeden Fall aus diesen Untersuchungen deutlich hervor, daß es sich bei den genannten Vorgängen nicht um irgendwelche Halluzinationen handeln kann, da letztere weder ein so übereinstimmend klares Bild abgeben, noch die beschriebene verwandelnde Kraft haben, welche stärkend und gesundend auf die Persönlichkeit wirkt.

Dagegen steht allerdings die große Mehrzahl der Zeitgenossen – die sogenannten Fachleute eingeschlossen –, welche solche Phänomene noch nicht als eine erweiterte Lebensrealität zur Kenntnis nimmt, weil es nicht in das materialistische Weltbild paßt; oder weil Bequemlichkeit oder halbbewußte Furcht vor den praktischen Konsequenzen solcher Erkenntnisse sie daran hindert, sich ernsthaft mit ihnen auseinanderzusetzen.

Bei dem Versuch einer Zusammenschau dieser Phänomene und der in den letzten Jahren bekanntgewordenen und zum Teil systematisch erforschten Erfahrungen entstehen auch für denjenigen, der auf geisteswissenschaftlichem Gebiet forscht, eine Reihe von Fragen. So z.B.:

1. Handelt es sich bei diesen außergewöhnlichen Erfahrungen, die durch Schock, Krankheit oder „Tod" auftreten, um Blicke in eine reale Welt, die jenseits unserer sinnlichen Wahrnehmungsfähigkeit liegt und die erst aufleuchtet, wenn der Mensch seinen physischen Körper bis zu einem gewissen Grad verlassen hat?
2. Entsprechen die vielfach geschilderten Stufen und ihre Erlebnisweise objektiven Gesetzmäßigkeiten, die grundsätzlich auch als rein spirituelle Erfahrungen möglich sind, ohne die Schwelle des Todes zu überschreiten?
3. Woraus erklären sich die unterschiedlichen Bilder, die verschieden beschriebenen Lichtwesen und die Tatsache, daß negative, furchterregende Erlebnisse sehr selten geschildert werden? Welchen Anteil hat die physische Organisation an diesen Erfahrungen?
4. Weist die zunehmende Häufigkeit bestimmter Erlebnisinhalte darauf hin, daß auch in der Welt, welche der Mensch nach dem Tod betritt, im Laufe der Zeit Veränderungen geistiger Vorgänge stattfinden, welche zu einem Wandel unseres Bewußtseins beitragen?
5. Was besagt die Tatsache, daß viele Kinder und Jugendliche bzw. relativ junge Menschen zu solch übereinstimmenden Erlebnissen kommen, ohne daß bei ihnen eine spezielle religiöse Prägung vorausgegangen ist?
6. Hat das Entdecken dieser spirituellen Erfahrungen an der Schwelle zum Tod – sei es durch Miterleben oder unmittelbares Erlebnis – eine Bedeutung, die über das Persönliche hinausgeht? Und ist damit eine Auswirkung auf unsere noch immer sehr materialistische Kultur verbunden?
7. Wenn Christen, Moslems, Buddhisten, Materialisten und andere vergleichbare Erlebnisse haben, kann das in Verbindung mit anderen geistigen Einsichten der Beginn einer Religion der Erfahrung werden, welche in der Zukunft mehr und mehr an die Stelle der alten Religionsgemeinschaften tritt, die sich nur auf Überlieferungen stützen?

Literatur:

Brinkley, Dannion/Perry, Paul: Zurück ins Leben. München 1994

Eadie, Betty J.: Licht am Ende des Lebens. München 1994

Morse, Melvin/Perry, Paul: Verwandelt vom Licht. München 1994

Austausch- und Forschungsgruppe für Grenzerfahrungen und geisteswissenschaftliche Studien

Diese Forschungsgruppe in Stuttgart, Mitglied in der IANDS (The International Association for Near-Death Studies, Inc.), hat es sich zur Aufgabe gemacht, Menschen, die Nah-Todeserfahrungen erlebt haben, miteinander ins Gespräch zu bringen. Auf Wunsch können dies Einzelgespräche sein sowie der Austausch mit mehreren Menschen, die über gleiche oder ähnliche Erfahrungen verfügen. Gleichzeitig soll versucht werden, diese Erfahrungen und Erlebnisse durch geisteswissenschaftliche Erkenntnisse zu vertiefen.

Kontaktadresse: Siegfried Woitinas
Gymnasiumstr. 19
D-70173 Stuttgart
Tel.: 0711/ 479 71 77

Das Leben nach dem Tod

Wolfgang Weirauch

Das Auge bricht. Der Atem stockt. Das Herz steht still. Das Leben erlischt. Das Antlitz erstarrt. Ist das wirklich das Ende?

Nein! Das Leben geht weiter, wenn auch in anderer Form, in veränderten Zuständen. Zeugnisse Tausender geben uns einen ersten Eindruck der nachtodlichen Welt. Gemeint sind diejenigen, die durch Unfall oder schwere Krankheit in einen Bereich vorstoßen, der für die meisten Menschen jenseits ihres Bewußtseinshorizontes liegt. Diese Menschen, vorausgesetzt sie kehren in ihr normales Leben zurück, haben eine Nah-Todeserfahrung. Aber nicht nur der sogenannte klinische Tod, sondern auch ein Schock, eine schwere körperliche Mißhandlung oder ein Sturz in die Tiefe können derartige Grenzüberschreitungen des Bewußtseins eröffnen: Diese Erlebnisse nennt man nah-todesähnliche Erfahrungen.

Aufgrund der Forschungen, besonders in den USA durch Raymond Moody, Melvin Morse, Kenneth Ring und andere, spricht man mittlerweile von Millionen dieser Erfahrungen allein in Amerika. Natürlich sind diese Near-death experiences (NDEs) nicht auf den amerikanischen Kontinent beschränkt, sondern werden überall von den Menschen erlebt, die an der Grenze des Todes stehen und diese Schwelle anfänglich bewußtseinsmäßig überschreiten. Allerdings ist es eine Frage der Wahrnehmungsfähigkeit, der begrifflichen Kenntnis der nachtodlichen Welt und der Erinnerungskraft, inwieweit die Nah-Todeserfahrungen nach der Rückkehr ins Leben als konkrete Erlebnisse erinnert und als Tatsachen erkannt werden können. Anderenfalls werden sie als Träume, Halluzinationen oder Wahnvorstellungen abgetan bzw. verbleiben von vornherein im Dämmerdunkel anderer Seinszustände und kommen nicht zum Bewußtsein.

Die Elemente der Nah-Todeserfahrungen

Bei den Nah-Todeserfahrungen treten verschiedene Elemente auf, die von allen Betroffenen weitgehend gleich geschildert werden. Zuerst kommen die Betroffenen in einen anderen Seinszustand, in welchem unsere Raum- und Zeitverhältnisse nicht mehr existieren. Man befindet sich allerdings noch in der Nähe der physischen Welt und sieht bei diesem Out-of-body-Erlebnis seinen toten Leib und die nähere räumliche Umgebung, durch die man sich, ohne an materielle Grenzen zu stoßen, schwebend bewegen kann. Dieses Erlebnis ist meist von Staunen über die neue Daseinsform begleitet.

Im weiteren Verlauf der Erfahrung gelangt man dann in eine dunkle Übergangszone, die meist als eine Art Tunnel beschrieben wird, durch den man auf ein in der Ferne schimmerndes Licht zustrebt oder zu diesem hingezogen wird. Das Licht selbst ist Liebe, Seligkeit, vermittelt Glücksgefühle und Frieden. Viele Menschen treten sogar in Zustände der Allwissenheit ein.

Eine weitere wichtige Sequenz ist die Lebensrückschau, das sogenannte Lebenspanorama bzw. der Lebensfilm. Alle Szenen des Lebens stehen vor einem, meist gleichzeitig oder rückwärts verlaufend, manchmal auch vorwärts, d.h. in der tatsächlichen Reihenfolge der Lebensereignisse. Man schaut mit einem allwissenden Blick auf sein Leben, auf alle längst vergessenen Erlebnisse, und das Bewußtsein wird dabei oft auch auf die Wirkungen erweitert, die man z.B. bei anderen Menschen durch das eigene Verhalten hinterlassen hat.

Die Menschen schauen in eine paradiesische, hin und wieder auch höllische Landschaft, hören eine Art Sphärenmusik und werfen mitunter auch einen Blick in die Zukunft, entweder in die eigene oder die globale.

Fast immer werden Wesensbegegnungen beschrieben: Entweder sind es verstorbene Verwandte, die einen liebevoll empfangen, oder es sind Engel oder andere Lichtgestalten, wobei eine herausragende nicht selten als Christus bezeichnet wird. Mit diesen Gestalten kommunizieren die Menschen nonverbal, also gedanklich. Durch eines dieser Wesen, oder auch durch das Licht selbst, kommt dann meist die Aufforderung, ins Leben zurückzukehren, um dort noch verschiedenste Aufgaben zu ergreifen.

Die Rückkehr in den physischen Leib und das erneute Ergreifen aller biologischen Funktionen ist meist äußerst schmerzreich und langwierig. Auch ist die Zeit nach dieser Nah-Todeserfahrung alles andere als leicht, denn die Menschen sind oft desorientiert, weil sie das Erlebnis nicht in vollem Umfange verarbeiten können und keine verständigen Gesprächspartner haben. Trotzdem krempeln sie nach dieser oft drei bis vier Jahre anhaltenden Verunsicherungsphase, die auch von Depressionen begleitet sein kann, ihr Leben gründlich um. Sie sind dankbar für das erneut geschenkte Leben und wissen die Kostbarkeit jeder Sekunde der Lebenszeit ganz neu zu schätzen. Dementsprechend ändern sie ihr Leben: Sie praktizieren erneut oder erstmals Religion, ergreifen soziale Aufgaben und vieles mehr.

Keineswegs soll verschwiegen werden, daß diese Nah-Todeserfahrungen mitunter auch recht erschreckend und keineswegs glückselig sind, weil man in Bereiche vorstößt, in denen man erschütternde Tatsachen aus dem eigenen Leben und dem anderer Menschen sieht, hin und wieder auch Begegnungen mit Dämonen hat.

Allgemein läßt sich sagen, daß die von den Betroffenen geschilderten Elemente der Nah-Todeserfahrung weitgehend Objektivitäten sind, denn alle schildern ungefähr das gleiche, wenn man die Zukunftsschau einmal ausnimmt. Allerdings unterliegen die Schilderungen der Begrenztheit des subjektiven menschlichen Bewußtseins und Erfahrungsschatzes, der sehr unterschiedlich sein kann. Deswegen sind die Berichte aus dem nachtodlichen Bereich zuweilen auch sehr gegenständlich und naiv, denn das, was ein Mensch auf Erden noch nie begrifflich durchdacht hat, wird er bei seiner Schau übersinnlicher Welten auch nicht sogleich erkennen, selbst wenn er das betreffende Erlebnis hat. Obendrein unterliegt man der Schwierigkeit, geistig-seelische Erlebnisse sowie raum- und zeitlose Zustände in die Hülsen irdischer Begriffe und Worte transformieren zu müssen.

Das Leben zwischen Tod und neuer Geburt

Im folgenden möchte ich einzelne Elemente über das Leben nach dem Tod aufgrund der Darstellungen Rudolf Steiners geben. Wer sich ein bißchen in der Anthroposophie auskennt, weiß, daß der Wesenskern des Menschen, sein Ich, seine geistige Entität, während des Erdenlebens in drei Hüllen lebt: dem physischen Leib, dem Ätherleib und dem Astralleib. Mit dem Tod hinterläßt der Mensch seine leibliche Hülle, erfährt dann ein etwa dreitägiges Lebenspanorama, nach welchem er auch seinen Ätherleib ablegt, und durchlebt dann im Kamaloka – in der Astralwelt – sein Erdenleben rückwärts, bis auch der Astralleib abgelegt werden kann. Erst dann beginnt die Zeit in der eigentlichen geistigen Welt, bis sich der Mensch schließlich nach langer Zeit wieder einer neuen Inkarnation zuwendet und sich für eine weitere Geburt auf Erden wiederum mit drei neuen Hüllen – Astralleib, Ätherleib, physischer Leib – umgibt.

Der Schwerpunkt dieses Artikels liegt auf den ersten Phasen des Lebens zwischen Tod und neuer Geburt, die ein Mensch durchlebt, wenn er wirklich stirbt; alles andere lasse ich unberücksichtigt.

Der Todesaugenblick

Daß der Sterbeprozeß selbst schrecklich, oft grausam ist, besonders bei einer qualvollen Todesart, ist selbstverständlich. Hier gibt es nichts zu beschönigen. Ganz anders aber muß man den Moment des Todes gewichten, und zwar im Rückblick aus der geistigen Welt heraus. Rudolf Steiner schildert ihn als den größten und schönsten Augenblick des gesamten Lebens, der einem Halt und Orientierung in den nachtodlichen Sphären gibt:

„Der Moment des Todes ist durchaus unähnlich dem Momente der Geburt, insofern als man in der geistigen Welt immer hinschauen kann auf den Moment des Todes, während man ja auf den Moment der Geburt mit den gewöhnlichen Fähigkeiten im physischen Leibe nicht hinschauen kann. Man kann immer in der geistigen Welt in der Zeit zwischen dem Tode und einer neuen Geburt auf den Moment des Todes hinschauen, von dem Augenblick an, wo man ihn sich zum ersten Mal zum Bewußtsein gebracht hat. Da steht er da, allerdings nicht etwa so, wie wir ihn sehen mit seinen Schrecken von dieser Seite des Lebens aus, sondern er steht da als ein wunderbar herrliches Ereignis des Lebens, als ein Hervorgehen der geistig-seelischen Wesenheit des Menschen aus der physisch-sinnlichen Umhüllung, er steht da als die Befreiung der Willens- und Gefühlsimpulse aus dem flutenden, aus dem objektiv-flutenden Gedankenwesen." (GA 161/1980/07.02.1915/S.128)

In einem anderen Zusammenhang hebt er die Bedeutung des Todesaugenblikkes noch mehr heraus:

„Und so wahr als sich die Geburt auslöscht für das Erdenbewußtsein, so wahr steht im rückschauenden Bewußtsein vor dem Seelenleben zwischen dem Tod und einer neuen Geburt immer das Ereignis des Todes, aber jetzt angesehen von der anderen Seite. Hier auf dem physischen Plan sieht ja der Mensch das Erlebnis des Todes nur von der einen Seite. Da hat es manche schauerliche Seite. Aber man darf nicht daraus schließen, es wäre nun schrecklich, daß der, welcher weiterlebt, immerdar zurückschauen müsse nach dem Todeserlebnis. Denn dieses ist von dort aus gesehen das schönste, größte, bedeutsamste Erlebnis, das überhaupt eine Menschenseele haben kann, weil es immerdar in strahlender Weise zeigt, wie der Geist siegt über das materielle Dasein. Ein alles Bewußtsein Belebendes, Erhebendes und Erhöhendes hat diese fortdauernde Rückschau auf das Todeserlebnis. Vorzugsweise dieses Todeserlebnis ist es, durch das die Seele sich sagt: Ich lebe hier in der geistigen Welt, mit der geistigen Welt. – Dadurch, daß die Seele die Kraft hat, sich dieses zu sagen, hat dieses Todeserlebnis für das nach dem Tode beginnende Leben eine ungeheure Bedeutung." (GA 174a/1971/29. 11.1915/S.89)

Eintritt in die übersinnlichen Welten

Ich kenne viele Menschen, die felsenfest davon überzeugt sind, daß mit dem biologischen Tod alles aus sei. Welch eine Überraschung werden sie erleben! Dieser Lebenseinstellung liegt eine ungeheure Tragik zugrunde, denn man erlebt die nachtodlichen Bereiche ohnehin mit eherner Notwendigkeit, aber man betritt dann diese Seinszustände ohne jede Kenntnis und Vorbereitung. Das kann im Extremfall bedeuten, daß man vorübergehend gar nicht merkt, daß man gestorben ist, zumindest aber wird man anfangs vollkommen hilflos sein.

Aber auch die Menschen, die zwar irgendwie und sehr nebulös an ein nachtodliches Leben glauben, ohne sich näher damit zu beschäftigen, werden sicherlich Probleme und Orientierungsschwierigkeiten bekommen, wenn sie diesen Lebensabschnitt betreten. Wer aber der Meinung ist, er brauche sich nicht auf das Leben nach dem Tod vorzubereiten, er werde es ja erleben, wenn es so weit sei, verhält sich ungefähr so intelligent wie jemand, der unvorbereitet einen Fußmarsch durch die Wüste Gobi antritt und sich dabei auf seine Erfahrungen und Kenntnisse der Inselwelt der Ostsee verläßt.

Im Moment des Todes lockert sich das Wesensgefüge des Menschen. Es beginnt ein Prozeß zunehmender Ausdehnung. Am engsten zusammengeschnürt ist der Mensch während des Wachbewußtseinszustandes auf Erden. Ich, Astralleib und Ätherleib sind weitgehend in das Gefängnis des physisch-materiellen Leibes eingepfercht. Schon während des Sterbeprozesses ergeben sich aber meist anfängliche Lockerungen der höheren Wesensglieder. Und wenn alle Sinnestätigkeit verebbt und sämtliche biologischen Funktionen versagen, lösen sich Ätherleib, Astralleib und Ich aus dem engen Gefängnis des physischen Leibes und breiten sich aus. Das ist der Moment, den die Menschen mit Nah-Todeserfahrungen als Out-of-body-Erlebnis wahrnehmen.

Man tritt in eine Welt ein, die nicht mehr den sinnlichen Gesetzmäßigkeiten unterliegt. Das Empfinden, man stecke mit seiner inneren Wesenheit in einem physischen Leib, verschwindet nun abrupt. Die Gesetzmäßigkeiten der physisch-materiellen Welt, z.B. daß man nicht auf dem Stuhl sitzen kann, auf dem schon ein anderer sitzt, wirken hier nicht mehr. Man steht nicht mehr den Dingen gegenüber, wenn man sie wahrnimmt, sondern die Grenzen werden verschwimmend, sie zerfließen, und man schlüpft in die Dinge seiner Umwelt hinein:

„Wenn der Mensch durch den Tod geschritten ist, so hat er zunächst ein Gefühl, daß er in eine Welt hineinwüchse, in der er immer größer und größer werde, und daß er nicht mehr wie in dieser physischen Welt außerhalb aller Wesenheiten sich befände, nicht allen anderen Dingen *gegenüber*stehe, sondern gewissermaßen innerhalb derselben, als ob er in alle Dinge hineinkrieche. In dem Zeitpunkt unmittelbar nach dem Tode fühlen Sie kein hier und da, sondern ein überall; es ist, als wenn Sie selbst hineinschlüpften in alle Dinge.“ (GA 108/1970/02.12.1908/S.47)

Die übersinnliche Gestalt des Ätherleibes metamorphosiert sich dabei von einer dem physischen Leib ähnlichen zu einer formlosen, sich im Weltenäther auflösenden:

„Wenn also jemand den Moment des Sterbens sachgemäß schildern will, so wird er schildern, wie sich dieser Ätherleib heraushebt, gleichsam wolkenhaft heraushebt und im Herausheben noch die Gestalt des physischen Leibes zeigt mit seinen Armen und den anderen Gliedern, und wie diese sich allmählich auflöst in die aus dem Kosmos hereinwirkenden, mehr spirituellen Kräfte. Das ist eine Transformation, eine Metamorphose, ein Übergang." (GA 161/1980/06.02.1915/S.109)

Nah-todesähnliche Erfahrungen

Betrachten wir zunächst den Ätherleib. Er ist ein übersinnlicher Leib, der während des Lebens zwischen Geburt und Tod den physischen Leib mit Lebenskräften durchsetzt und am Leben hält. Neben vielen anderen Funktionen hat er die Eigenschaft, der Träger unserer Gedankenkräfte und der Speicher aller Erinnerungen zu sein. Er gehört zu dem Bereich des Unterbewußten. Sämtliche Eindrücke, die man während des Lebens hat, vor allem die Gedanken, prägen sich wie eine Art Abbild, Erinnerungsabdruck in diesen Ätherleib ein. Dort bleiben sie, gleich ob sie während des Lebens jemals wieder aus dem Gedächtnis in die bewußte Erinnerung gerufen werden oder nicht.

Schon während des Lebens kann dieses große Gedächtnis, dieser umfassende Erfahrungs- und Erlebnisschatz aus dem Verborgenen vor das Bewußtsein treten, z.B. wenn man einen Berg hinabstürzt. Der Ätherleib lockert sich, und alle in den Ätherleib geprägten Eindrücke werden frei und treten vor das Bewußtsein:

„In Ausnahmefällen kann auch während des Lebens diese Trennung von physischem und ätherischem Leibe auftreten. Zum Beispiel in Fällen von Lebensgefahr, beim Ertrinken, beim Abstürzen, das heißt in solchen Fällen, wo das Bewußtsein durch den Schrecken eine große Erschütterung, einen Schock erhält. Leute, die einem solchen Schock unterworfen gewesen waren, erzählen mitunter, daß während einiger Augenblicke ihr ganzes Leben wie ein Tableau vor ihnen gestanden habe, so daß die entschwundenen Erlebnisse aus frühester Lebenszeit plötzlich mit voller Deutlichkeit aus der Vergessenheit wieder auftauchten. Solche Erzählungen beruhen nicht auf Täuschung, sondern auf Wahrheit; sie sind Tatsächlichkeiten. In jenem Moment des Aufblitzens des Erinnerungstableaus geschieht etwas ganz Besonderes mit dem Menschen; nur darf bei solchem Schock das Bewußtsein nicht verloren werden. In jenem Moment des Abstürzens oder eines anderen Schreckens, der die Veranlassung zu dem Schock gegeben hat, tritt nämlich etwas ein, was der Hellseher sehen kann. Nicht immer, aber doch manchmal, tritt der Teil des ätherischen Leibes, der die Kopfgegend erfüllt, ganz oder zum Teil aus dem Kopf heraus, und wenn dies auch nur auf einen Moment geschieht, so wird doch dadurch die Erinnerung frei, weil der ätherische Leib in solchem Momente von der physischen Materie, dem Hindernisse der ungehemmten Erinnerung, befreit ist." (GA 108/1970/02.12.1908/S.48)

Womit hängt es zusammen, daß die vergessenen Erlebnisse während des normalen Lebens nicht in das Bewußtsein treten, wohl aber in Extremsituationen? Steiner beantwortet das folgendermaßen:

„Eine solche Lockerung des ganzen Ätherkörpers findet statt in der Todesgefahr. Das hängt so zusammen: Der Ätherkörper ist der Träger des Gedächtnisses; je feiner der Ätherkörper, desto ausgebildeter, desto besser ist das Gedächtnis. Steckt nun der Ätherkörper in dem physischen Körper fest, wie dies beim gewöhnlichen Menschen der Fall ist, dann können seine Vibrationen nicht genügend auf das Gehirn wirken und dem Menschen zum Bewußtsein kommen, weil der physische Leib mit seinen gröberen Schwingungen sie gleichsam zudeckt. In Todesgefahr aber, wo sich der Ätherleib lockert, ist er mit seinen Erinnerungen vom Gehirn entlastet. Das ganze verflossene Leben steht einen Augenblick vor der Seele des Sterbenden. Im Moment also, wo der Ätherleib sich lockert, tritt alles hervor, was jemals in den Ätherleib hineingeschrieben worden ist. Daher auch die Erinnerung an das verflossene Leben unmittelbar nach dem Tode." (GA 95/1978/24.08.1906/S.29)

Das ist eine exakte Beschreibung einiger Elemente der nah-todesähnlichen Erfahrung.

Das Lebenspanorama

Dasselbe geschieht unmittelbar nach dem wirklichen Tod. Nur ist das Erlebnis des Lebenspanoramas, also des freiwerdenden, sich ausdehnenden Ätherleibes, wesentlich umfassender, und es dauert länger. Nach Angaben Steiners dauert es zwei bis vier Tage, also etwa die Zeit, die ein Mensch auf Erden maximal ohne Schlaf auskommen kann. Diejenigen Menschen, die Nah-Todeserfahrungen haben, erleben diesen Lebensfilm also nur ausschnittweise, d.h. nicht in voller Länge. Natürlich ist es problematisch, bei diesem Erlebnis überhaupt noch von Zeit zu sprechen, denn man kann den Rückblick auf das Leben eben auch in dem gedrängten Zeitabschnitt durchleben, in dem sich die klinisch Toten in der übersinnlichen Welt befinden.

Im ersten Abschnitt des Lebens nach dem Tod – dem etwa dreitägigen Rückblick auf das Leben – stehen die Erinnerungen an die Tage des Erdenlebens – nicht an die Nächte – in Bilderform vor der Seele des verstorbenen Menschen.

Durch die Trennung vom physischen Leib treten alle jemals gedachten Gedanken und Lebensereignisse erneut vor das nachtodliche Bewußtsein:

„Diese Trennung ist so, daß der Mensch fühlt, indem er durch die Pforte des Todes geschritten ist, wie seine Gedanken, die er bisher nur als etwas angesehen hat, was in ihm selber ist, Realitäten sind, Wirklichkeiten, die sich immer mehr ausbreiten. Der Mensch hat das Gefühl zwei, drei, vier Tage nach dem Tode: Du bestehst eigentlich aus Gedanken, aber diese Gedanken gehen auseinander. – Der Mensch wird als Gedankenwesen immer größer und größer, und endlich löst sich das ganze Gedankenwesen des Menschen in den Kosmos auf." (GA 226/1978/16.05.1923/S.18)

Das Lebenspanorama ist ein objektives Geschehen, denn alles objektiv Vorgefallene wird dargestellt. In der Vergegenwärtigung der Lebensszenen ist deshalb kein Platz für die subjektiven Empfindungen, die man zu Lebzeiten während der jeweiligen Erlebnisse hatte. Man empfindet die Gefühle von damals also nicht noch einmal, aber man weiß um sie.

Ähnlich erkläre ich mir auch die Schilderungen derjenigen, die eine Nah-Todeserfahrung hatten. Denn viele von ihnen beschreiben, daß sie um die Schmerzen wußten, die sie anderen zugefügt haben, sie aber nicht nachempfanden. Aber es gibt auch andere Berichte von Menschen, die schildern, daß sie in die anderen Menschen hineinschlüpften und nachempfanden, was diese als Wirkung der eigenen Tat gefühlt haben.

Dannion Brinkley – „der Mann, der zweimal starb" und Nah-Todeserfahrungen hatte – schildert dies folgendermaßen:

„Das Lichtwesen hüllte mich ein, und in diesem Augenblick begann mein ganzes Leben an mir vorüberzuziehen. Ich fühlte und sah alles, was mir jemals begegnet war. Es war, wie wenn ein Damm gebrochen wäre und alle Erinnerungen, die in meinem Gehirn gespeichert waren, sich ergießen würden.

Diese Rückschau auf mein Leben war nicht angenehm. Von Anfang bis Ende war ich mit der unerträglichen Tatsache konfrontiert, daß ich ein unangenehmer Zeitgenosse gewesen war, ein egoistischer und böser Mensch.

Das erste, was ich sah, war meine aggressive Kindheit. Ich sah mich selbst, wie ich andere Kinder quälte, ihre Fahrräder stahl und ihnen die Schule zur Hölle machte. Eine der lebhaftesten Szenen war, wie ich auf der Grundschule ein Kind hänselte, weil es einen Kropf hatte. Die anderen Kinder in meiner Klasse hänselten es ebenfalls, aber ich war der Schlimmste. Damals hielt ich mich für sehr witzig. Als ich aber dies wiedererlebte, war ich in *seinem Körper* und verspürte den Schmerz, den ich ihm zufügte. Diese Perspektive setzte sich durch alle negativen Ereignisse in meiner Kindheit fort, und dies waren nicht wenige. Von der fünften bis zur zwölften Klasse hatte ich wohl mindestens 6.000 Schlägereien. Als ich jetzt mein Leben im Schoße des Wesens an mir vorüberziehen sah, erlebte ich jede einzelne dieser Auseinandersetzungen wieder, jedoch mit einem großen Unterschied: Ich war derjenige, der die Prügel bezog.

Ich war das Opfer nicht in dem Sinne, daß ich die Schläge verspürte, die ich ausgeteilt hatte. Aber ich spürte die Angst und die Demütigung, die meine Gegner empfanden. Viele derjenigen, mit denen ich mich prügelte, hatten es irgendwie schon darauf angelegt, während andere unschuldige Opfer meiner Aggression waren. Jetzt mußte ich ihre Schmerzen spüren.

Ich spürte auch den Kummer, den ich meinen Eltern verursachte. Ich war nicht zu bändigen und war darauf auch noch stolz. Sie bestraften mich und schrien mich an, aber ich ließ sie spüren, daß ihre Maßnahmen bei mir nichts fruchteten. Immer wieder versuchten sie es mit mir im guten, und immer wieder erlebten sie eine Enttäuschung. Oft brüstete ich mich vor meinen Freunden damit, wie ich meinen Eltern weh getan hatte. In meiner Lebensrückschau verspürte ich jetzt ihren seelischen Schmerz über ihr ungezogenes Kind." (Brinkley, S.23 f.)

Brinkley geht sogar noch einen Schritt weiter: Als amerikanischer Soldat war er in einem Killerkommando in Vietnam tätig. Er schildert, daß er auch Einblick in die Wirkungsketten seiner von ihm gelegten Ursachen bekam. Zum Beispiel sah Brinkley in seinem Lebenspanorama die Taten, die mit den Gewehren angerichtet wurden, die er auf einen LKW verladen hatte. Oder er spürte die Trauer der Familie eines von ihm erschossenen nordvietnamesischen Obersten:

„Während meiner Lebensrückschau erlebte ich dies aus der Perspektive des nordvietnamesischen Obersten. Ich spürte nicht den Schmerz, den er empfunden haben mußte. Ich spürte aber seine Verwirrung darüber, daß sein Kopf weggeschossen war und seine Trauer, als er seinen Körper verließ und erkennen mußte, daß er nicht mehr nach Hause zurückkehren würde. Dann spürte ich die restlichen Kettenreaktionen – die Trauer seiner Familie, die jetzt ohne ihren Ernährer auskommen mußte.

Ich erlebte alle meine Exekutionen in genau dieser Weise. Ich sah, wie ich tötete, und spürte dann die furchtbaren Folgen." (Brinkley, S.31 f.)

Die Darstellung bzw. die Übersetzung ist meines Erachtens nicht ganz exakt. Mal heißt es, er spürte die Schmerzen der anderen, mal heißt es, er spürte sie nicht, sondern erlebte nur die Gedanken bzw. die Verwirrung der anderen Menschen. Ich möchte es offenlassen, inwieweit die Menschen mit Nah-Todeserfahrungen bereits so umfassend in das Erleben der anderen Menschen hineinschlüpfen und den Schmerz empfinden, den sie ihnen zugefügt haben, wie es nach

Steiner erst im Kamaloka der Fall ist, oder ob sie nur eine Art Allwissen durchleben bzw. ein anfängliches, kurzfristiges Schmerzempfinden. Schließlich machen sie nur eine kurze Erfahrung, sind nicht im gleichen Maße wie ein tatsächlich Verstorbener in der geistigen bzw. astralischen Welt und kehren bald darauf wieder in den physischen Leib zurück. Allerdings mag sich bei dieser Erfahrung manches von dem verschieben oder zeitlich raffen, was ein Mensch erlebt, der wirklich stirbt und nicht ins irdische Dasein zurückkehrt.

Steiner stellt diesen Zusammenhang folgendermaßen dar, wobei er eine feine Unterscheidung zwischen „Nachfühlen" und „unmittelbarem Empfinden" macht:

„Ein wichtiger Augenblick für den Menschen, der gestorben ist, ist der Moment unmittelbar nach dem Tode. Er dauert ja längere Zeit, Stunden, selbst Tage. In diesem Zustande zieht vor der Seele des toten Menschen vorbei das ganze Leben der letzten Inkarnation wie in einem großen Erinnerungs-Tableau. Dies ist bei jedem Menschen nach dem Tode vorhanden. Die Eigentümlichkeit dieses Tableaus besteht darin, daß, solange es in der Art ist, wie es unmittelbar nach dem Tode sich zeigt, in ihm wie gestrichen sind alle die Erlebnisse, die der Mensch subjektiv bei seinem Gang durch die Welt durchgemacht hat. Wir haben bei unseren verschiedenen Erlebnissen immer auch das Gefühl der Lust und des Schmerzes, der Erhebung oder der Traurigkeit gehabt. Unser äußeres Anschauen war immer mit einem Innenleben verknüpft. Alle die Freuden und Schmerzen, die sich an die Bilder des Lebens heften, sind bei dieser Rückerinnerung nicht vorhanden. Man steht diesem Erinnerungstableau eben so objektiv gegenüber wie einem Gemälde. Wenn dasselbe einen Menschen darstellt, der traurig, der von Schmerzen erfüllt ist, so sehen wir ihn objektiv an. Wir können wohl seine Traurigkeit nachfühlen, doch empfinden wir nicht unmittelbar den Schmerz, den der Mensch gehabt hat. So ist es mit den Bildern dieses Tableaus unmittelbar nach dem Tode: es breitet sich aus, und man sieht in Zeiträumen, die erstaunlich sind, weil sie so kurz sind, alle Einzelheiten, die sich im Leben zugetragen haben." (GA 99/1979/26.05.1907/S.37 f.)

Der Leichnam und die Essenz des Ätherleibes

Nach etwa drei Tagen verschwindet das Lebenstableau vor dem Blick der verstorbenen Seele und damit ihre gesamte Erinnerung an das irdische Leben. Der Ätherleib löst sich im Weltenäther auf, Astralleib und Ich gehen in einen neuen Daseinszustand, das Kamaloka, in die Astralwelt über. Der abgelöste Ätherleib ist nun eine Art Leichnam, ähnlich dem physischen Leib, von dem man sich beim Tod getrennt hat. Normalerweise löst er sich auf, es kann aber mitunter auch noch eine Zeitlang ein ätherischer Leichnam bestehenbleiben, der dann in spiritistische Sitzungen hereingerufen werden kann. Er gibt dann z.B. beim Glasrücken mehr oder weniger intelligente Antworten im Sinne der Person, als dessen Hülle er einst diente. Nicht zu verwechseln ist dieser ätherische Leichnam aber mit der Individualität, die sich längst von ihm gelöst hat. Leider fehlt dieses Unterscheidungsvermögen heutzutage bei dem Wildwuchs spiritistischer Praktiken. (Siehe dazu: FLENSBURGER HEFTE 13, „Hexen, New Age, Okkultismus", S.8 ff.)

Etwas ganz anderes ist die Essenz des Ätherleibes, der sogenannte Kausalleib. Aus dem sich ausbreitenden Ätherleib wird ein Extrakt zusammengezogen, der nicht verlorengeht. Denn diesen Extrakt des Ätherleibes behält der Mensch durch alle weiteren Inkarnationen:

„Nach Ablauf der Zeit, während der sich der Ätherleib in Verbindung mit dem Astralleib aus dem physischen Leib herausgelöst hat, kommt der Moment, wo der Astralleib mit all dem, was die höheren Glieder sind, wiederum sich herauslöst aus dem Ätherleib. Dieser letztere trennt sich ab, das Erinnerungs-Tableau verglimmt. Aber es bleibt dem Menschen etwas davon, es geht nicht ganz verloren. Zwar das, was man nennen könnte Äther- oder Lebenssubstanz, zerstreut sich in dem ganzen Weltenäther, aber eine Art Essenz bleibt davon, die dem Menschen niemals wieder auf der ferneren Wanderung seines Lebens verlorengehen kann. Er nimmt sie wie eine Art Extrakt aus dem Lebens-Tableau mit in alle seine zukünftigen Inkarnationen, wenn er sich dessen auch nicht erinnern kann. Das, was sich aus diesem Erinnerungsextrakt bildet, nennt man konkretreal den Kausalleib. Nach jedem Leben legt sich ein neues Blatt zu dem Lebensbuch hinzu. Das vermehrt die Lebensessenz und bewirkt, wenn die vergangenen Leben fruchtbar waren, daß sich das nächste in der entsprechenden Weise entfaltet. Darin liegt die Ursache, weshalb ein Leben reich oder arm an Talenten, Anlagen und so weiter ist." (GA 99/1979/26.05.1907/S.38 f.)

Gedächtnis und Ichbewußtsein im Nachtodlichen

Der Ätherleib ist der Träger des Gedächtnisses, und in ihn werden alle Gedanken eingraviert. Nach dem Tod breitet sich der Ätherleib aus und löst sich nach drei Tagen auf. Hat der Mensch nun kein Gedächtnis mehr? Schließlich ist der Ätherleib tatsächlich fort, seine Erlebnisbilder aus dem Lebenspanorama ebenfalls. Lebt der Verstorbene nun vielleicht in einem völligen Bewußtseinsdunkel, und kann er sich an nichts, nicht einmal an sich selbst erinnern?

Blicken wir vorübergehend auf das Ichbewußtsein. Wie entsteht es? Das Ich selbst – als Wesensglied des Menschen, „der Feuerfunke des Ich" (GA 13/Tb. 1976/S.181) – wurde den menschlichen Hüllen von hohen geistigen Wesen zu Beginn der Erdenentwicklung eingegeben. Aber wie wird das Ich seiner selbst bewußt?

Stellen Sie sich vor, Sie befänden sich in einem stockdunklen Raum. Dieser Raum sei wegen Ermangelung jedes Lichteinfalls so rabenschwarz, daß Sie nicht das geringste sehen könnten. Nun gehen Sie langsam vorwärts. Da Sie sich sehr vorsichtig bewegen, spüren Sie nicht einmal den Luftzug, den Sie durch Ihre Bewegung auslösen. Aber plötzlich stoßen Sie mit dem Fuß gegen einen großen Stein, stolpern und fallen in ein dahinter liegendes Loch und schlagen nach zwei Metern hart auf. Der Schreck sitzt Ihnen buchstäblich in den Knochen. Selten waren Sie so wach wie in den Momenten nach dem Aufprall. Sie sind voll da, denn Sie haben sich wachgestoßen!

Auf ähnliche Weise – wenn auch viel subtiler – stößt das Ich jeden Morgen beim Aufwachen auf die Hüllen Astralleib, Ätherleib und physischer Leib. Dadurch entsteht Ichbewußtsein. Aber wie ist es nach dem Tode? Die gröbste Hülle, der physische Leib, ist abgelegt worden. Auch der Ätherleib ist nach dem dreitägigen Lebenspanorama fortgezogen. Wie entsteht jetzt nach dem Tod Ichbewußtsein? Oder dämmert und dümpelt man unbewußt dahin? Mitnichten!

„Nun muß auch die Seele im Leben zwischen dem Tod und einer neuen Geburt mit etwas zusammenstoßen. Hier im physischen Leben stößt sie zusammen mit dem physischen Leib, der aus den physischen Kräften und Substanzen der äußeren Natur gegeben ist, um zum Ich-Bewußtsein zu kommen. Nach dem Tode, zwischen dem Tode und einer neuen Geburt, stößt die Seele, um also zu ihrem nunmehr geistigen Ich-Bewußtsein zu kommen, mit dem eigenen Leben zusammen, das sie in den Tagen, nachdem sie durch die Todespforte geschritten ist, eben geschaut hat und auf das sie immer wieder zurückblickt. Erst stellt sich das Leben schauend dar, dann wird es Rückblick, der immer da ist. Indem wir als geistiges Wesen, nachdem wir durch die Todespforte geschritten sind, im Strom der Zeit weiterleben und zurückblicken auf das, was wir unmittelbar in und mit dem Tod erlebt haben, stößt die weiterschreitende Seele immer im Rückblick auf dieses Lebenspanorama, das man gehabt hat, das aber jetzt eben geistige Erinnerung bleibt. Und so wie das Ich durch seinen Zusammenstoß mit dem physischen Leib zu seinem Ich-Bewußtsein hier entzündet wird, so wird das Ich-Bewußtsein nach dem Tode entzündet durch den auf das letzte Erdenleben aufstoßenden, rückschauenden Blick auf unser eigenes Leben. Indem wir auf dasselbe zurückschauen, erleben wir dieses Ich-Bewußtsein zwischen dem Tod und einer neuen Geburt. Es ist anders, dieses Ich-Bewußtsein nach dem Tode, aber es ist keineswegs etwa schwächer." (GA 174a/1971/29.11.1915/S.87)

Das bedeutet, daß die Bilder des Lebenspanoramas zwar verschwinden, aber in einen Bereich der geistigen Welt, den man Akasha-Chronik – sozusagen das große Weltgedächtnis – nennt, eingezeichnet werden. Dieses eingeprägte Leben ist das, woran sich die menschliche Individualität während der gesamten Zeit zwischen Tod und neuer Geburt weiterhin wachstoßen kann und dadurch Bewußtsein erhält.

Und damit ist auch die Frage des Gedächtnisses beantwortet. Selbstverständlich erinnern wir uns nach dem Tod nicht auf dieselbe Weise wie während des Lebens. Aber das in die Akasha-Chronik eingezeichnete Leben wirkt nun stellvertretend für das irdische Gedächtnis. Denn dort können wir alle unsere auf Erden gedachten Gedanken beständig nachlesen.

Gleiches gilt auch für die Denkkraft. Die Denkkraft kann sich nicht selbst wahrnehmen. Dazu braucht sie einen Spiegelungsapparat. Während des Erdenlebens dient dazu der physische Leib, das physische Gehirn. Durch diesen Leibesspiegel entwickelt die Denkkraft Bewußtsein, dadurch wird das Ich seiner selbst gewahr und bewußt. Da der Spiegelungsapparat physischer Leib nach dem Tod fortfällt, benötigt die Denkkraft die oben beschriebene Einprägung des Lebens in die Akasha-Chronik, um das Selbstbewußtsein nach dem Tod aufrechterhalten zu können:

„Und so ist es auch beschaffen mit dem Bewußtsein, das die Menschen entwickeln nach dem Tode. Dasjenige, was der Mensch durchlebt hat zwischen der Geburt und dem Tode, das ist wohl eingeschrieben in die große Chronik der Zeit in geistiger Weise. Und so wie wir nicht hören können ohne Ohren hier in der physischen Welt, so können wir nicht wahrnehmen nach dem Tode, ohne daß da ist, in der Welt eingeschrieben, unser Leben mit alledem, was wir durchlebt haben zwischen der Geburt und dem Tode. Das ist der Spiegelungsapparat." (GA 161/1980/02.05.1915/S.258)

Trotzdem sind diese Eingravierungen des eigenen Lebens als Spiegelungsapparat, als Mittel zur Bewußtwerdung des Ich und der Denkkraft nicht ausreichend, denn sie sind nicht mit der Dichte des physischen Leibes vergleichbar. Deswegen treten nach dem Tod höhere Wesen mit den Menschen in Verbindung. Zum einen ist das der eigene Engel, den jeder Mensch hat – oft auch als Schutzengel bezeichnet –, zum anderen sind es verschiedene mit diesem verbundene andere Engel, ferner Erzengel.

Wenn wir den Ätherleib abgelegt haben, wird unsere Wesenheit von der Substantialität unseres eigenen Engels durchsetzt. Weil er wiederum mit anderen

Engeln im Verbund steht, bildet sich für uns eine Art Angeloi-Organismus aus, durch den uns im Nachtodlichen neue Sinne gegeben werden, mit denen wir die geistigen Welten, Verstorbene und andere Wesen wahrnehmen können:

„Dieses Durchdrungenwerden mit der Welt der Angeloi macht es auch möglich, daß wir in Beziehungen treten zu entkörperten Menschen, zu anderen Menschen, die vorher durch des Todes Pforte gegangen sind. Ich möchte sagen: So wie uns unsere Sinne hier die Außenwelt vermitteln, so vermittelt uns dieses Eingebettetsein in die Welt der Angeloi die Beziehung zu den Geistwesen, auch der Menschen, die wir in der geistigen Welt antreffen. So wie wir hier in der physischen Welt, abhängig von den Verhältnissen der physischen Welt, einen in der einen oder in der andern Art organisierten Organismus erhalten, so erhalten wir gewissermaßen einen Geistorganismus, der durch dieses Netz der Angeloi-Substanzen hervorgerufen wird. Wie sich dieses Netz der Angeloi-Substanzen gestaltet, das hängt aber sehr davon ab, wie wir in die geistige Welt uns hinaufarbeiten. Arbeiten wir uns hinauf in die geistige Welt so, daß wir wenig Empfindung haben können für die geistige Welt, daß wir zu viele, allzuviele Nachklänge haben an physische Genüsse, Begierden und Instinkte, an physische Sympathien und Antipathien, so wird die Gestaltung dieses Angeloi-Organismus schwierig. Und dazu ist ja gerade die Zeit des Verweilens in der Seelenwelt, wie wir sie genannt haben, da, um uns freizumachen von demjenigen, was uns in der angedeuteten Art durchdringt von der physischen Welt her, und was uns verhindert, diesen Angeloi-Organismus in entsprechender Weise auszubilden. Er wird während der Zeit, während wir weilen in der Seelenwelt, allmählich ausgebildet. Wir wachsen heran zu diesem Angeloi-Organismus. Aber gleichzeitig beginnt damit eine andere Notwendigkeit, die Notwendigkeit, sich nun nicht nur zu durchdringen mit diesem Angeloi-Organismus, sondern sich auch zu durchdringen mit einer weiteren Substantialität, nämlich mit einem Archangeloi-Organismus. Unser Bewußtsein in der geistigen Welt zwischen dem Tod und einer neuen Geburt würde sehr dumpf bleiben, wenn wir uns nicht durchdringen könnten mit dem Archangeloi-Organismus. Wir würden gewissermaßen, wenn wir nur durchdrungen würden mit dem Angeloi-Organismus, träumende Wesen bleiben in der geistigen Welt, ich möchte sagen, gewoben aus allerlei Imaginativstoff aus der geistigen Welt; aber wir würden unser Dasein zwischen dem Tod und einer neuen Geburt verträumen.“ (GA 174/1966/22.01.1917/S.223 f.)

An letzter Darstellung von Rudolf Steiner erkennen wir deutlich, daß das Verhalten des Menschen während seiner Lebenszeit auf Erden ganz entscheidend dazu beiträgt, wie stark das Bewußtsein in der geistigen Welt sein wird.

Nachterinnerungen

Einen letzten Baustein benötigen wir noch, um auf das Kamaloka, die Seelenwelt, zu sprechen zu kommen. Ich erwähnte schon, daß der Mensch im Lebenspanorama nur dasjenige sieht, was er *tagsüber* während des Lebens erlebt und gedacht hat. Nun gibt es während der Erdenzeit aber auch Nächte, in denen der Mensch schläft. Was macht er währenddessen? Eigentümlicherweise durchlebt der Mensch jede Nacht das Geschehen des vorigen Tages, und zwar rückwärts:

„Während jeder Schlafensperiode durchlebt der Mensch rückwärtslaufend dasjenige, was er während der letzten Wachensperiode durchgemacht hat. Er erlebt es in einer Art von nicht bloßer Anschauung, sondern er erlebt es so, daß sich nun in dieses Erleben eine vollständig moralische Beurteilung desjenigen hineinmischt, was man da durchlebt hat. Man wird sozusagen sein eigener moralischer Richter bei diesem rückwärtigen Durchleben. Und wenn man fertig ist beim Aufwachen mit diesem Durchleben, dann hat man gewissermaßen über sich als Mensch ein Werturteil gefällt. Man taxiert sich als einen so und so wertigen Menschen jeden Morgen beim Aufwachen, nachdem man dasjenige durchlebt hat, rückwärtslaufend, was man bei Tag vollbracht hat. Damit schildere ich Ihnen zugleich dasjenige, was unbewußt das Geistig-Seelische des Menschen jede Nacht – das heißt aber in einem Drittel des Erdenlebens, wenn es normal verläuft – durchmacht, nur unbewußt eben. Die Seele durchlebt das Leben in umgekehrter Folge noch einmal, nur etwas schneller, weil wir etwa ein Drittel unseres gesamten Erdenlebens nur verschlafen." (GA 226/1978/16.05.1923/S.17)

Also schon während jeder Nacht ist der Mensch sein eigener Richter; auch wenn es ihm nicht bewußt ist. – Erleben wir diese Nachtgedanken auch nach dem Tode, genauso wie wir die Taggedanken während des dreitägigen Panoramas in Bilderform schauen? Sogar sehr viel intensiver! Die Nachterinnerungen sind sehr viel stärkere Erinnerungen als die, die man während des Tages hat, auch wenn das im ersten Ansatz erstaunlich klingen mag. Und das hat seine Auswirkungen auf das Nachtodliche. Diese Nachterinnerungen sind es, die man während der Kamalokazeit in rückwärtiger Folge, d.h. vom Tod bis zur Geburt, durchmacht:

„Betrachten wir das Leben, welches umfaßt Einschlafen, Nacht, Aufwachen; Einschlafen, Nacht, Aufwachen. Das geht gerade so fort, daß durch das Tagleben das Nachtleben so unterbrochen wird, aber es ist eine kontinuierliche Lebensströmung doch da. Das Merkwürdige dabei ist, daß, während wir bei der Tagerinnerung passiv sind – die Dinge der Erinnerung sind da, sie tauchen auf in der

Erinnerung und nur in Ausnahmefällen müssen wir uns anstrengen, um uns auf etwas Vergangenes zu besinnen –, ist es im Schlafe so, daß wir, wenn wir uns zu irgendeinem Zwecke an etwas erinnern wollen, Anstrengungen machen müssen. Diese Anstrengung im Schlafe ist die Regel. Aber der Mensch hat gewöhnlich nicht die Kraft, dieser Aktivität sich bewußt zu werden, daher erinnert er sich nicht während des Schlafes. Aber der Mensch ist während des Schlafes in der Regel viel regsamer, viel tätiger in der Seele als während des Wachens. Das ist immer so. Da kommt kein Träumen. Das Träumen entspricht dem, was wir im Wachen dann haben, wenn wir uns recht anstrengen, um uns zu erinnern. Aber wenn wir uns in der Nacht leicht anstrengen, so entspricht das dem gewöhnlichen Erinnern am Tage, wo wir uns nicht anstrengen, wo wir uns erinnern, weil die Erinnerungen von selber kommen. Die Erinnerung, die wir an das Tagleben haben, wird nach dem Tode in dem Rückblick auf das beendete Erdenleben rasch abgebraucht. Die Erinnerung aber an das, was der Mensch während der Nacht erlebt hat, wird rückwärts durchlaufen. Der Mensch durchlebt alle Erlebnisse der Nächte rückwärts in der Kamalokazeit.

Nicht wahr, hier im Leben sind wir wirklich mit dem beschäftigt, was uns der Tag zu geben hatte, und weiter mit dem, was wir während der Nacht durchlebt haben, aber ohne daß wir es wissen. Nach dem Tode kommt uns aber alles das zum Bewußtsein, was wir während der Nacht durchlebt haben. Nacht für Nacht kommt uns zurück. Und das ist wichtig, daß man darauf kommt, daß der Tote eigentlich zunächst seine Nächte durchlebt.“ (GA 254/1969/22.10.1915/S.131 f.)

Das Kamaloka

Vielleicht lieben Sie es, sich abends nach getaner Arbeit noch ein Steak in die Pfanne zu hauen. Vielleicht müssen Sie sogar Kaffee zu sich nehmen, Zigaretten rauchen, Schokokringel knabbern oder Gummibärchen naschen, um Ihre Arbeit überhaupt noch durchzustehen. Natürlich gibt es noch derbere Genüsse und Gelüste, allerdings auch subtilere. Alle Gelüste, ferner alle Triebe, Begierden usw. leben im Astralleib und benötigen die physischen Organe zu ihrer entsprechenden Befriedigung.

Nehmen Sie alles zusammen, was Sie mit dem irdischen Leben verbindet, von den derbsten sexuellen Wünschen über verschiedenste Genüsse – auch die Sehnsucht nach fernen Ländern, eingefahrene Gewohnheiten und irdisch verhaftete Gedanken – bis hin zur Lust am Leben überhaupt. Das alles muß sich der Mensch nach dem Tod im Kamaloka abgewöhnen, denn das Befriedigungsorgan physischer Leib ist fort.

Das Kamaloka wird in der Seelenwelt – räumlich begrenzt bis zur Umlaufbahn des Mondes – durchlebt, in die sich die menschliche Seele drei Tage nach dem Tod ausdehnt und Nacht für Nacht des irdischen Lebens rückwärts durchmacht. Die Kamalokazeit umfaßt ungefähr die Zeit, die man während des Lebens geschlafen hat, also ein Viertel bis ein Drittel der gesamten Lebenszeit. Sie dient dem restlosen Abgewöhnen jeglicher Begierden und von allem, was einen noch mit der Erde verbindet. Steiner beschreibt diesen Kamalokazustand unter anderem in folgender Weise:

„Wir müssen uns nun vergegenwärtigen, daß das ganze Bewußtsein des Menschen im irdischen Leben von seinen Sinnen abhängt. Wir werden uns eine Vorstellung machen können, wie anders der Bewußtseinszustand jetzt sein muß. Denken wir uns nach und nach alle Sinne dahinschwinden: Finsternis tritt ein nach Verlust der Augen, Tonlosigkeit nach Verlust der Ohren, weder Kälte noch Wärme gibt es nach Verlust des entsprechenden Sinnes. Was bleibt nun von dem, was die Seele belebt, was das Tagesbewußtsein erfüllt, was wir dem Körper verdanken von früh bis spät, nun, wo alle physischen Organe fehlen? Und gerade, wenn wir uns das klarmachen, werden wir begreifen, wie der Lebenszustand ist nach dem Tode, wenn der Mensch diese beiden Leichname abgelegt hat.

Man nennt diesen Zustand Kamaloka, d.h. Begierdenort. Aber das ist kein Ort irgendwo draußen, nein, wo wir sind, ist auch Kamaloka, und fortwährend umschweben uns und leben um uns die Geister der Verstorbenen. Aber dem physischen Menschen entgeht deren Anwesenheit. Wie empfindet nun ein Toter? Ein einfacher Fall wird uns das klarmachen: Ein Mensch ißt mit Begierde und wirklichem Genuß. Der Hellseher sieht bei ihm im oberen Teil seines Astralleibes die Befriedigung des Genusses als eine bräunlich-rote Gedankenform. Nun stirbt dieser Mensch; was ihm erhalten bleibt, ist die Begierde und Genußfähigkeit. An dem Physischen haftet nur das Physische, das Material des Genusses; wir müssen einen Gaumen und so weiter haben, um essen zu können. Der Genuß und die Begierde aber sind etwas Seelisches; daher bleiben Genußfähigkeit und Begierde auch nach dem Tode. Nur hat der Mensch dann keine Möglichkeit mehr, die Begierde zu befriedigen, denn die Organe zur Befriedigung fehlen. So ist es mit allen Genüssen und Wünschen: es hat einer Begierde nach schönen Farbenzusammenstellungen – es fehlen die Augen; nach harmonischer Musik – es fehlen die Ohren.

Wie kommt das der Seele nach dem Tode zum Bewußtsein? Wie ein Wüstenwanderer, von brennendem Durst gepeinigt, umherirrt und eine Quelle sucht, um den Durst zu löschen, so leidet die Seele brennenden Durst, weil sie keine Organe, keine Werkzeuge zur Befriedigung mehr hat. Sie muß alles entbehren, daher ist 'brennender Durst' eine sehr treffende Bezeichnung, und gerade darin drückt sich der Zustand von Kamaloka aus. Es ist das nicht eine Quälerei von außen, sondern die Qual der Unerfüllbarkeit der noch vorhandenen Genußfähigkeit.

Warum muß die Seele diese Qual leiden? Damit der Mensch sich nach und nach diese sinnlichen Begierden und Wünsche abgewöhnt, damit die Seele sich loslöse von der Erde, sich läutere und reinige. Wenn es so weit ist, dann ist die Kamalokazeit zu Ende, dann steigt der Mensch auf zum Devachan." (GA 95/1978/24.08.1906/S.30 f.)

Die Dauer der Kamalokazeit sollte auch individuell variabel aufgefaßt werden. Sie hängt stark davon ab, inwieweit der Mensch während des Lebens spirituell gelebt hat. Auch sollte diese Zeit nicht ausschließlich als höllisches Fegefeuer verstanden werden:

„Jedoch ist diese Kamalokazeit durchaus nicht immer eine greuliche oder unangenehme. In jedem Falle wird der Mensch dadurch unabhängiger von den physischen Begierden, und je mehr er sich schon im Leben unabhängig gemacht und sich Interessen im Anschauen geistiger Dinge verschafft hat, desto leichter wird diese Kamalokazeit für ihn verlaufen. Er wird durch sie freier, so daß der Mensch dankbar wird für diese Kamalokazeit. Das Gefühl des Entbehrens im physischen Leben wird zur Seligkeit in der Kamalokazeit. Es treten also die entgegengesetzten Gefühle ein, denn alles, was man im Leben gelernt hat, gern zu entbehren, wird in der Kamalokazeit zum Genuß." (GA 108/1970/02.12.1908/S.50 f.)

„Wenn Sie einer pufft"

Das zweite wesentliche Element der Kamalokazeit ist, daß man bei seinem rückwärtigen Durchleben des eigenen Lebens die Wirkungen aller Ursachen spürt, die man zu Lebzeiten gelegt hat. Noch einmal zur Erinnerung: Während des Lebenspanoramas treten die innersten Gedanken in die Außenwelt vor das schauende Bewußtsein der menschlichen Seele. Das Innere wird also Äußeres, das Ich wird zur Welt. Während der Kamalokazeit ist es umgekehrt: Das Äußere wird zum Inneren. Man durchlebt Schmerz und Leid genauso wie die Freuden, die man anderen Menschen bereitet hat, in der eigenen Seele. Ich werde zur anderen Seele bzw. die andere Seele wird zu meinem Selbst, die Welt wird mein Selbst. Beide Bewegungen und die damit zu verarbeitenden Prozesse – besonders der während der Kamalokazeit – dienen natürlich ganz ungeheuer der Selbsterkenntnis und rufen in der menschlichen Seele den Willen herauf, die eigenen Unvollkommenheiten auszugleichen:

„Wenn Sie hier auf der Erde leben und Sie einer pufft, so wissen Sie es, Sie nehmen das wahr, Sie sagen, er hat mich gepufft. Und es ist in der Regel anders, das Erlebnis, wenn Sie einer pufft, als wenn Sie einen anderen puffen. Und wenn Sie von jemandem etwas gesagt bekommen, so ist das Erlebnis hier anders, als wenn Sie etwas sagen. Ganz umgekehrt ist es in dem Kamaloka-Leben, in dem man zurücklebt diese Zeit zwischen Geburt und Tod. Da ist es nun so – lassen Sie mich dieses grobe Beispiel anwenden –: wenn man jemandem einen Puff gegeben hat im Leben, so empfindet man das, was er an dem Puff empfunden hat. Wenn man jemanden verletzt hat durch ein Wort, so macht man durch die Empfindung, die er durchgemacht hat. Man erlebt also aus den Seelen der anderen heraus. Mit anderen Worten, man erlebt die Wirkungen, die man durch seine eigenen Taten erreicht hat, man erlebt bei diesem Zurückgehen alles dasjenige, was die anderen Menschen hier während unseres Lebens zwischen Geburt und Tod durch uns erlebt haben. Wenn Sie mit so und so viel hundert Menschen hier zwischen Geburt und Tod gelebt haben, so haben ja diese vielen hundert Menschen durch Sie etwas erlebt. Aber hier im physischen Leben können Sie nicht das fühlen, was die anderen fühlen und erleben durch Sie, sondern Sie erleben nur dasjenige, was Sie selbst durch die anderen erleben. Nach dem Tode ist es umgekehrt. Und das ist das Wesentliche, daß wir bei dem Rückgang alles erleben, was die anderen durch uns erlebt haben. Also die Wirkungen des letzten Erdendaseins, die machen wir durch. Und es liegt wirklich die Aufgabe dieser Jahre darin, daß wir diese Wirkungen durchmachen.

Nun, indem wir diese Wirkungen durchmachen, wird das Erlebnis dieser Wirkungen in uns zu Kräften. Das geschieht auf die folgende Weise. Nehmen Sie an, ich habe einem Menschen eine Beleidigung zugefügt. Er hat dadurch Bitterkeit empfunden. Diese Bitterkeit mache ich nun durch während der Kamaloka-Zeit, die erlebe ich als eigenes Erlebnis. Ja, indem ich sie nun erlebe, macht sich in mir die Kraft geltend, die als Gegenkraft gelten muß, das heißt indem ich diese Bitterkeit durchlebe, nehme ich in mich die Kraft auf, diese Bitterkeit wegzuschaffen aus der Welt. So nehme ich alle Wirkungen meiner Taten wahr und nehme dadurch auf die Kraft, sie wegzuschaffen. Und ich nehme während der Zeit, die ein Drittel des verflossenen Erdenlebens dauert, in mich alle die Kräfte auf, die man ausdrücken kann als die intensive Begierde in uns, in der jetzt entkörperten Seele alles wegzuschaffen, was die Vervollkommnung stört, weil es die Seele zurückwirft in der Entwickelung.

Wenn Sie sich das durchdenken, so werden Sie sehen, daß man sich selber das Karma macht, das heißt daß man in sich diesen Wunsch hat, so zu werden, daß das ausgelöscht werden kann, was man für auslöschenswert hält. Es wird also das

Karma vorbereitet gerade in dieser Zeit. Wir einverleiben unserer Seele die Kraft, die wir aufnehmen müssen zwischen Tod und neuer Geburt, um in der nächsten Inkarnation die Konfiguration unseres Lebens herbeizuführen, die wir als die richtige ansehen können. Ich möchte sagen, das ist die Technik des Karma-Schaffens." (GA 157a/1960/18.11.1915/S.43 ff.)

Man ist oft geneigt, für diese Kamalokazeit nur Beispiele derart zu geben, daß der eine Mensch den anderen verletzt. Aber es gibt natürlich auch die gegenteiligen. Brinkley beschreibt z.B., wie die einfachsten menschlichen Gesten in seiner Nah-Todeserfahrung von ihm erlebt wurden:

„Ich erlebte auch ein Ereignis in New York nach, als ich einige Bettlerinnen in ein chinesisches Restaurant zum Essen einlud. Ich sah, wie diese Frauen auf der Straße in Mülltonnen wühlten, und ich empfand Mitleid mit ihnen. Ich begleitete sie in ein kleines Restaurant und spendierte ihnen ein warmes Essen.

Als ich dies wiedererlebte, spürte ich, wie sie dem Fremden erst mißtrauten. Wer war dieser Mann, und was wollte er? Sie waren es nicht gewöhnt, daß ihnen jemand etwas Gutes tun wollte. Als jedoch das Essen kam, waren sie dankbar für diese menschliche Geste. Wir blieben fast vier Stunden in dem Restaurant und tranken mehrere große Flaschen chinesischen Biers. Die Mahlzeit kostete mich über 100 Dollar, doch war dieses Geld nichts im Vergleich zu der Freude, diese Tat wiederzuerleben." (Brinkley, S.177)

Wohlgemerkt: Dies ist erst der Einblick in das Lebenstableau, noch nicht das Kamaloka. Und in letzterem wird diese Begebenheit sicherlich noch sehr viel intensiver erlebt.

Betty J. Eadie, eine Indianerin, die auch ein sehr eindrucksvolles Nah-Todeserlebnis beschreibt, erzählt von der Wirkung, die freiwillige Gebete in der geistigen Welt hervorrufen:

„Von der Erde blitzten viele Lichter auf wie von Richtscheinwerfern. Einige waren sehr deutlich und erreichten den Himmel wie breite Laserstrahlen. Andere glichen dem Licht einer winzigen Taschenlampe, und wieder andere waren kaum mehr als ein Funke. Ich war überrascht zu hören, daß diese Kraftstrahlen die Gebete waren, die die Menschen auf der Erde sprachen.

Ich sah, wie Engel die Gebete eilends beantworteten. Das Ganze war so angelegt, daß den Menschen so viel wie möglich geholfen werden konnte. Und während ihres 'Einsatzes' flogen die Engel im wahrsten Sinne des Wortes von einem Menschen zum anderen, von Gebet zu Gebet, und ihre Arbeit erfüllte sie mit Liebe und Freude. Sie waren überglücklich, uns zu helfen, und es erfüllte sie mit besonderer Freude, wenn jemand mit so viel Intensität und Glauben betete, daß ihm sofort geantwortet werden konnte. Stets reagierten sie zuerst auf die helleren, größeren Gebete, und dann widmeten sie sich den anderen, immer der Reihe nach, bis alle beantwortet waren. Mir fiel jedoch auf, daß unaufrichtige, heruntergeleierte Gebete – wenn überhaupt – nur sehr wenig Licht haben, und da ihnen die Kraft fehlt, bleiben viele unerhört." (Eadie, S.119 f.)

Auch diese religiösen und alle spirituellen Taten werden natürlich ihre Auswirkung auf die Kamalokazeit haben. Man sieht also, daß man seinen Aufenthalt dort schon zu Lebzeiten ganz erheblich beeinflussen kann, so daß man sich nicht vor dieser Phase der nachtodlichen Welt zu fürchten braucht.

Am Ende der Kamalokazeit, wenn man im rückwärtigen Erleben bei seiner Geburt angelangt ist, legt man auch den dritten Leichnam ab, den astralen. Auch von ihm wird dem Kausalleib für alle Ewigkeit eine Essenz eingefügt. Die astralen Leichname – die noch 20 bis 40 Jahre weiterleben – können genauso wie die ätherischen in spiritistische Sitzungen hereingerufen werden, wo sie dann mehr oder weniger dummes Zeug von sich geben (vgl. GA 108/1970/02.12.1908/S.51). Aber wiederum handelt es sich nicht um die menschlichen Individualitäten, denn diese treten nun in die Seligkeit der eigentlichen geistigen Welt ein und durchwandern die verschiedensten Planetensphären.

Wir erfahren alles wieder

Eigentlich müßte man den Artikel noch fortsetzen und über den weiten Weg der Seele durch das Leben zwischen Tod und neuer Geburt schreiben, ferner über das Ausgestalten des Karmas und vor allem über den Verkehr der Lebenden mit den Toten, der Verstorbenen untereinander und über die Wesensbegegnungen der Verstorbenen mit anderen geistigen Wesen, aber das ist in jeder Hinsicht ein weites Feld und wird vielleicht in Zukunft als ein weiteres Schwerpunktthema von den FLENSBURGER HEFTEN bearbeitet werden.

Hier kam es nur darauf an, die teils atemberaubenden Schilderungen aus dem Bereich der Nah-Todeserfahrungen in den wichtigsten und elementarsten Bereichen durch die Anthroposophie zu untermauern. Auch hier gäbe es noch viel zu besprechen. Wichtig scheint mir aber vor allem zu sein, daß die Menschen heute – sei es durch die Anthroposophie oder durch die Schilderungen der Persönlichkeiten mit Nah-Todeserfahrungen – einen Blick über die Schwelle werfen, über die sie alle einmal treten werden, und daß es möglich ist, von der anderen Welt etwas zu wissen, und daß man sich darauf vorbereiten kann.

Abschließend möchte ich noch eine sehr schöne Vortragspassage Rudolf Steiners bringen, die die meisten in diesem Artikel besprochenen Punkte noch einmal zusammenfaßt:

„Was durch die Todespforte schreitet, das ist, wie wir wissen, zunächst der Ätherleib mit dem astralischen Leib und dem Ich. – Nun fühlt aber der Tote, indem er in dieser Dreiheit seines Wesens zunächst die geistige Welt betritt, den Schauplatz der physischen Welt und darauf stehend diejenigen Menschen, mit denen er sich verbunden fühlte im Leben, und auch alles das, womit er sich sonst verbunden gefühlt hat, eigentlich so, als wenn ihn das alles verließe, als wenn es sich unter ihm gewissermaßen wegbewegte. Und dann fühlt derjenige, der durch die Todespforte geschritten ist und sich einlebt mit seinem Ätherleib in die ätherische Welt, sich eins werdend mit dieser ätherischen Welt. Und auch das wissen wir schon: Vor seinem Blick tritt eine Art Überschau über das Erleben auf der Erde in der letzten Inkarnation auf. Dieses Erleben ist wirklich mit einer Art universellen Traumerlebens zu vergleichen. In wogenden, webenden Bildern, die vielsagend, vielbedeutend sind, läuft das Leben eben tagelang ab. Man möchte sagen, es vergrößert sich dieses Lebenspanorama, indem der Tote fühlt: Bis dahin schaust du; dein Leben webt sich ab, flutet ab. Und jenseits dieses flutenden Lebens verläßt dich der Schauplatz, auf dem du bisher gestanden hast.

Dieses ist ein ganz ätherisches Erleben. Während wir, wenn wir hier physisch-sinnlich erleben, auf das Feste, das Derbe mit unseren Sinnen aufstoßen und genau wissen: das sinnlich Erlebte ist da draußen und wir erfühlen uns in den Grenzen unserer Haut –, erlebt der durch die Todespforte Geschrittene sein Dasein und seinen Zusammenhang mit der Welt so, daß er nicht in so starker Weise unterscheidet; er fühlt gewissermaßen das, was er als Lebenstableau hat, als ein Stück seines Selbstes. Ja, es ist dieses Lebenstableau überhaupt zunächst seine Welt. Er überschaut das, was er durchlebt hat, in einem großen Lebenspanorama, als seine nächste Welt, in der er zunächst ist. Gewissermaßen entsinkt ihm das irdische Dasein, und es preßt sich aus diesem entsinkenden irdischen Dasein das heraus, was er seit seiner Geburt innerhalb dieses irdischen Daseins erlebt hat, und das läuft ab so wie ein mächtiges, lebendiges intensiv lebendiges, nicht mit dumpfem Traumbewußtsein, sondern mit deutlichem Bewußtsein durchzogenes Bilderpanorama, wobei eben nicht etwa bloß Bilder gesehen werden, sondern wobei alles das wieder auflebt, was wir auch in anderer Weise innerhalb des Lebens erfahren haben. Jedes einzelne Gespräch, das wir mit Menschen gehabt haben: wir hören es wieder; alles das, was wir mit Menschen zusammen erfahren haben, was wir ausgetauscht haben an Empfindungen mit ihnen: wir erfahren es wieder. Dadurch, daß alles flutendes Leben ist, ist jener Lebensreichtum möglich, der, in einige Tage zusammengedrängt, eine völlige Überschau – die eigentlich immer gleichzeitig vor uns ist – über das gibt, was wir in einem manchmal langen Erdenleben durchgemacht haben. Und wir machen es so durch, daß wir dann wissen: Früher, auf der Erde, hast du das so durchlebt, daß Erlebnis nach Erlebnis gekommen ist. Du hattest ein Erlebnis, standest drinnen in einem Lebenszusammenhang. Der flutete dahin, blieb zum Teil in deiner Erinnerung, wurde zum Teil vergessen. Dann trat Neues ein, und so setzte sich durch Jahre hindurch der Lebensstrom zusammen. Jetzt ist das alles gleichzeitig vor dem seelischen Auge stehend, und jetzt ist das alles, man möchte sagen, in dem zur Welt erweiterten Selbst drinnen.

In diesen Tagen nach dem Tode unterscheidet man nicht Welt und Ich, sondern beide fließen zusammen, und die Welt ist eben das Selbsterlebte. Es ist sonst zunächst nichts da als das Selbsterlebte, in dem auch alles drinnen ist, was wir mit anderen Menschen im Erdendasein durchlebt haben. Und dann fühlen wir, wie wenn das äußerlich ätherisch Stoffliche, das anfangs wie der Träger dieser Bilderwelt erscheint, von uns fortginge, und wie wenn diese Bilderwelt nicht mehr wie eine geschaute wäre, sondern wie eine, die wir jetzt ganz und gar mit unserem eigenen Wesen verbunden haben, die ganz und gar unser Inneres jetzt bildet. Und dadurch, daß wir sie gleichsam in uns aufsaugen, sind wir in der Lage, wiederum die übrige geistige Welt zu empfinden, zu erleben, mit unserem Bewußtsein zu überschauen.

Nun treten nach und nach in der übrigen geistigen Welt die Menschenseelen auf, die entweder vor uns durch die Pforte des Todes gegangen sind und nun auch da sind, oder die Menschenseelen, die noch unten sind im physischen Leib, im irdischen Dasein. Man schaut diese Menschenseelen von der geistigen Welt aus, indem man sie in ihrem Geistig-Seelischen schaut. Das Physische ist allerdings nur für physische Organe wahrnehmbar, aber das Geistig-Seelische, daß das Physische auskleidet, ist dann auch im Menschen wiederum vor unserem Seelenblick aufsteigend. Wir fühlen uns viel inniger mit all dem verbunden, was jetzt von uns erlebt wird, als wir uns verbunden fühlen konnten da, wo doch eigentlich, nämlich auf der Erde, durch den physischen Leib trennende Schranken sind." (GA 174a/1971/29.11.1915/S.82 ff.)

Literatur:

Brinkley, Dannion/Perry, Paul: Zurück ins Leben. Die wahre Geschichte des Mannes, der zweimal starb. München 1994

Eadie, Betty J.: Licht am Ende des Lebens. München 1994

Im Anblick des Lichtwesens

Interview mit Yolande Eck

von Florin Lowndes

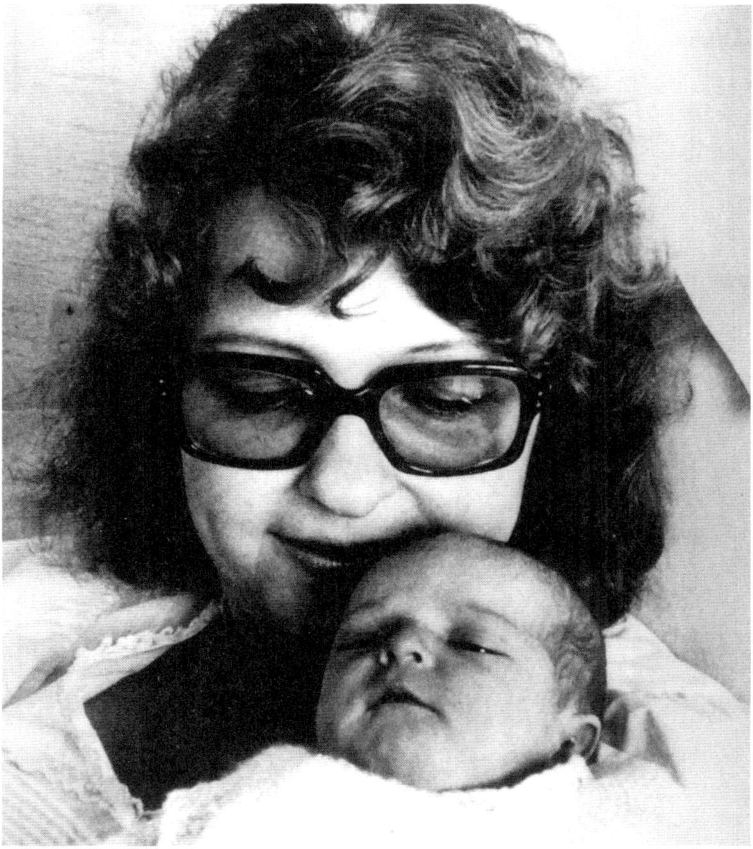

Yolande Eck, *geb. 1941 in Paris, verheiratet, zwei Söhne. Bis 1986 als Sekretärin in einer kleinen Firma tätig, seitdem eigene Beratungspraxis (Le Cabinet Yolande Eck) in Thanatologie (Sterbehilfe) und Relaxologie (Entspannung). Vortragsreisen und Seminare zum Thema Nah-Todeserfahrungen, Thanatologie und Selbstentwicklung.*

Yolande Eck wurde während ihres 33. Lebensjahres in einer Frauenklinik in Paris von ihrem ersten Sohn entbunden. In der unmittelbaren Folge dieser Geburt stieg der Eiweißspiegel im Blut zu lebensbedrohender Höhe, so daß Eklampsie (Schwangerschaftskrämpfe mit Bewußtseinstrübung) einsetzte. Als ihre Beschwerden zunahmen, fiel sie in ein eineinhalbstündiges Koma, währenddessen sie ihr erstes Nah-Todeserlebnis hatte. Fünf Jahre später, bei der Geburt ihres zweiten Sohnes, hatte sie eine noch intensivere Nah-Todeserfahrung. Über diese beiden Erlebnisse und über ihre gegenwärtige Tätigkeit als Beraterin für Sterbehilfe führte ich mit Yolande Eck in Paris das folgende Interview.

Florin Lowndes: Ihre erste Nah-Todeserfahrung fand in Verbindung mit der Geburt Ihres ersten Sohnes statt, allerdings nicht unmittelbar während dieser, sondern 48 Stunden später. Können Sie ihre körperliche Situation ein wenig beschreiben?

Yolande Eck: Der Eiweißwert in meinem Blut stieg auf gefährliche Höhe, so daß ich nach einer vollkommen normalen Entbindung ins Koma fiel. Meine Temperaturschwankungen waren beträchtlich, so daß dadurch eine Eklampsiekrise ausgelöst wurde. Bei der Eklampsie bildet sich ein Ödem im Blut, das oft zum Tod führt. Einen Eklampsiepatienten darf man nicht von einem Zimmer ins andere transportieren, was man aber mit mir gemacht hat. Es begann damit, daß ich Erstickungsanfälle bekam. Darüber hinaus hatte ich Sehstörungen, die sich so auswirkten, daß die Wiege des Kindes mal näher, mal weiter weg schien. Ich merkte natürlich sofort, daß meine Krankheit einen unnormalen Verlauf zu nehmen begann.

Die verstorbene Großmutter erschien bei der Entbindung

F.L.: Bei Frauen entstehen die Nah-Todeserfahrungen oftmals während der Entbindung. Bei Ihnen war das nicht der Fall. Hatten Sie vor oder auch während der Entbindung besondere übersinnliche Erlebnisse?

Y. Eck: Zunächst muß ich noch sagen, daß ich nicht als klinisch tot beurteilt wurde. Ich befand mich in einer ganz kleinen Frauenklinik, die nur für Entbindungen zuständig war, aber z.B. keine chirurgische Abteilung hatte. Deshalb gab es kein kompetentes fachärztliches Personal. Für einen Kaiserschnitt mußte man z.B. den Facharzt aus der Stadt holen. Bei meiner ersten Geburt habe ich mit einem extrem hohen Eiweißspiegel im Blut (21 g) entbunden, und bei dieser Menge ist man normalerweise tot.

Drei Tage vor der Entbindung meines ersten Sohnes verstarb die Großmutter meines Mannes, eine Frau, die ich sehr liebte. Wir hatten zu Lebzeiten ein stummes Einverständnis miteinander. Fast war es eine Beziehung wie bei Verliebten, die nicht miteinander zu reden brauchen, um sich zu verstehen. Plötzlich erschien mir diese Großmutter am Krankenbett, wie in einer Art Medaillon, hinter meinem Mann, der mir Sauerstoff gab. Das Bild war ganz deutlich. Sie war es, die mir die Möglichkeit gab, wieder in die kontrollierte Geburt einzusteigen. Ich verdanke es ihr, daß ich wieder dem folgen konnte, was mir das Personal riet. Sie gab mir die Energie dazu, so daß die Geburt vollkommen normal verlief.

„Ich hatte ihnen nicht gesagt, wie sehr ich sie liebe"

F.L.: Was geschah 48 Stunden später?

Y. Eck: Ich fiel in Bewußtlosigkeit und hatte dann das Gefühl, in einer anderen Dimension wieder aufzuwachen. Es war so, als würde ich die Augen erneut öffnen, und ich merkte sofort, daß ich in meinem Leben nicht alles gesagt und getan hatte, was ich sagen und tun wollte. Vor allem verstand ich, daß ich den wesentlichen Menschen in meinem Umkreis, vor allem meinem Mann, nicht gesagt hatte, wie sehr ich sie liebe. Natürlich wußten meine Mitmenschen, daß ich sie liebe, aber sobald ich auf die andere Seite kam, stellte ich fest, daß das Wichtigste überhaupt die Liebe ist, die man auf der Erde entwickelt. Auf der Erde sagt man den wesentlichen Menschen um sich herum meist nicht, daß man sie liebt. Man glaubt, es ihnen zu sagen. Oft schämt man sich sogar und wagt es nicht zu formulieren. Auch wenn man mit jemandem ein paar schöne Stunden verbringt und vielleicht etwas Gemeinsames miteinander im Gespräch entdeckt, so spricht man doch oft nicht über die Liebe.

Darüber hinaus stellte ich fest, daß man die Sorgen des Alltags – z.B. bezüglich der Ratenzahlungen für unser Haus, kleinere Probleme in der Familie – nicht auf die andere Seite mitnimmt. Ich hätte alles dafür gegeben, daß die Menschen in unserer Familie, die miteinander Schwierigkeiten haben, ihre Probleme lösen könnten. Im Nu hatte ich von allen diesen Dingen ein Bewußtsein.

F.L.: Wie lange waren Sie im Koma?

Y. Eck: Eineinhalb Stunden.

F.L.: Was erlebten Sie weiterhin bei Ihrer ersten Nah-Todeserfahrung?

Y. Eck: Nach kurzer Zeit begann ich zu schweben und hörte die Menschen um mich herum deutlicher sprechen als mit meinen physischen Ohren heute. Ich vernahm z.B. ganz deutlich die Sätze eines Arztes: „Ist das Zimmer für die Wiederbelebung fertig? Schnell, schnell!"

Durch den dunklen Tunnel in das Licht der Liebe

Nach diesem Schwebezustand kam ich in einen Tunnel hinein. In diesem Tunnel stieg ich mit ungeheurer Geschwindigkeit auf. Ich hatte dort große Angst, denn die Wände waren schwarz, und ich versuchte, sie überall zu berühren. Aber es gelang mir nicht, und ich stieg weiter wie mit Raketengeschwindigkeit auf. Während meiner Angst schaute ich um mich und entdeckte dabei oben in der Ferne einen weißen Punkt. Je weiter ich aufstieg, desto größer wurde dieser Lichtpunkt. Schließlich mündete meine Fahrt in das immer breiter werdende Licht. Dieses Licht war Ausdruck der reinen Liebe. – Ich kam in einen Garten, der in wunderschönen Farben schillerte, die ich aber nicht beschreiben kann. Es war pastellfarbenartig, obwohl diese Bezeichnung nicht zutrifft.

F.L.: Wie waren diese Farben im Vergleich zu den Farben, die wir kennen?

Y. Eck: Ich befand mich in einer Welt von Farben, die im Grunde Vibrationen waren. In diesen wunderschönen Garten bin ich einige Schritte hineingegangen und habe mich auf eine Bank gesetzt. Das hört sich vielleicht merkwürdig an, denn ich hatte schließlich keinen physischen Leib mehr, aber ich erlebte es so. Während ich auf der Bank saß, fühlte ich mich so wohl, daß ich zum ersten Mal in meinem Leben mit mir selbst im Einklang war. Ich hatte keine Angst und besaß keine Schüchternheit mehr, ich fühlte mich einfach wohl.

Liebespaare im Garten

Da der Garten lichterfüllt war, suchte ich nach einer Sonne oder einer anderen Lichtquelle, aber wohin ich auch schaute, stand ich im Licht selbst. Man konnte nicht sehen, woher das Licht kam. Es war ein sanftes Licht, das überhaupt nicht blendete, und es war angenehm und schön. Dann bemerkte ich Pärchen in einer Art Nebelhülle vorbeischreiten.

F.L.: Waren das Menschengestalten?

Y. Eck: Ja, aber ich konnte die physischen Züge dieser Menschen nicht durch die Nebelhülle erkennen. Es waren Paare, es waren immer zwei, und sie verkehrten miteinander in einer unglaublichen Harmonie. Das war ein Liebeseinklang, den ich auf der Erde nie kennengelernt habe.

F.L.: Wie haben Sie denn die Liebe der beiden zueinander wahrgenommen?

Y. Eck: Ich habe natürlich auf der Erde viele Liebespaare gesehen, aber eine Liebe, wie sie diese Paare ausstrahlten, habe ich noch nie erlebt. Es war eine unwahrscheinliche Intensität an Liebe. Es gab keine Distanz und Feindlichkeit zwischen ihnen. Diese Paare haben mich überhaupt nicht bemerkt und gingen

Arm in Arm. Die Frauen hatten lange Kleider. Ich sah den unteren Teil des Rockes, gleichzeitig war es aber auch so, als wäre ich in den Gestalten drinnen und würde durch sie empfinden. Deshalb kann ich sagen, daß sie eine Liebe in sich trugen, wie sie auf der Erde nicht vorkommt. Keiner der beiden Gestalten war in einem niedrigeren Vibrationsverhältnis zu dem anderen, es war eine absolute Vibrationseinheit.

„Dreh Dich nicht um!"

F.L.: Erlebten Sie auch Ihre Großmutter in diesem Garten?

Y. Eck: Ja, ich spürte plötzlich jemanden hinter mir. Aber dieses Mal war es meine Großmutter, die bereits vor sieben Jahren verstorben war. Auch wir liebten uns zu Lebzeiten sehr. Sie war eine der wenigen Menschen, die mich wirklich liebten und immer Respekt vor mir und allem, was ich sagte, hatten. Sie wollte mich nicht für sich selbst haben, sondern ließ mich so, wie ich war. Das ist ein großer Unterschied.

Als ich mich zu ihr umdrehen wollte, drang ihre Stimme durch den Scheitel meines Kopfes, und sie sprach: „Dreh Dich nicht um!" Ich hörte diese Stimme nicht mit meinen Ohren, sondern sie drang überall tief in mich ein. Ich fühlte mich natürlich sehr klein in bezug auf alles, was um mich herum geschah, und so horchte ich sehr genau auf diese Stimme. Und ich bin sehr froh gewesen, daß ich in diesem Moment gehorcht habe. Denn die Dimensionen dessen, was ich erlebte, waren so groß, daß ich nichts weiter hatte, als meinen Gehorsam anzubieten. Auf der Erde hätte mich natürlich nichts dazu gebracht zu gehorchen!

Die Begegnung mit dem Namenlosen

Ich bekam den Eindruck, daß meine Großmutter mir immer mehr Kraft gab, so daß ich mich bildlich gesprochen wie ein mit Luft gefüllter Fahrradschlauch fühlte. Nach kurzer Zeit stand ich auf und schritt im Garten hin und her.

F.L.: Aber die Stimme sagte doch, daß Sie sich nicht umdrehen sollten!

Y. Eck: Richtig. Ich habe mich auch nicht umgedreht, sondern bin in dem Garten hin- und hergeschritten, ohne mich umzudrehen. Fast instinktiv bin ich aufgestanden, ohne genau zu wissen, was mich anzog, und habe dabei diese wenigen Schritte durch den Garten gemacht. Und plötzlich befand ich mich einem Wesen gegenüber, einem Mann, der äußerst erstaunlich war. Er war nicht mit der Kleidung des 20. Jahrhunderts ausgestattet, sondern trug ein langes Kleid, das ich berühren konnte. Zunächst waren es unsere Augen, die ineinander verschmolzen. In diesen Augen las ich eine ungeheure Liebe und unermeßliche Weite. Ich las in diesen Augen, daß dieses Wesen alles über mein eigenes Leben wußte. Ich konnte ihm keine Minute davon verbergen. Gleichzeitig aber verstand ich, daß er mich nicht richten und verurteilen wollte.

Vor dieser Seelengröße stehend, war ich es selbst, die ein Urteil über mich fällte. Ich fiel deswegen sogleich mit beiden Knien auf die Erde. Das war für mich zunächst ungewöhnlich, denn ich hatte auf Erden die Kirche verlassen und nicht einmal der Papst hätte mich auf die Knie gebracht. Aber in diesem Moment konnte ich nicht anders, und es war normal. Wiederum war es das einzige, was ich anzubieten hatte.

F.L.: Haben Sie auch sein Gesicht gesehen?

Y. Eck: Ja, aber ich kann es nicht beschreiben, denn ich habe keinen Sinn für Physiognomien. Mittlerweile arbeite ich daran, aber damals war ich auf Erden z.B. nicht fähig, jemanden wiederzuerkennen, wenn ich ihm nicht öfter begegnet bin. Ich hatte einfach keinen Zugang zu den Einzelheiten eines Gesichtes. – Bei meinem Erlebnis stachen besonders die Augen hervor. Sie waren wie Magnete, und ich konnte nichts anderes, als seine Augen anzuschauen, solange er mir zu verstehen gab, daß er mein ganzes Leben kenne. Er gab mir auch zu verstehen, wie sehr er mich liebe.

Als ich auf die Knie gefallen war, habe ich es nicht mehr geschafft, meinen Kopf zu heben. Aber während ich in meiner knieenden Stellung verharrte, begann ich zu denken: „Warum bin ich hier? Was tue ich hier?“ – In einem Traum kann man nicht denken, aber bei diesem Erlebnis dachte ich wirklich und ganz bewußt. Während meiner Überlegungen erhielt ich sofort die Antwort, und zwar wieder über den Scheitel in meinen Kopf hinein. Sie hallte durch meinen gesamten Körper – bis hinein in meine Zehen – in allen Zellen nach. „Man hat Dich hierher bestellt“, so sagte er mir, „damit Du Dich ausruhen kannst, denn Du bist in einem extremen Müdigkeitszustand. Aber Du mußt nun wieder auf die Erde hinuntersteigen.“

Aber als ich hörte, daß ich zur Erde zurückmußte, habe ich diese Gestalt angefleht, in diesem Reich bleiben zu dürfen. Ich flehte ihn mit beiden Händen, auf beiden Knien an. In meinem Innersten habe ich richtig gebrüllt und geheult, weil ich nicht wieder zur Erde zurückwollte. Ich erlebte dort eine so intensive Liebe, auch einen Frieden und eine Harmonie mit mir selbst, wie ich sie auf Erden nie gekannt habe.

F.L.: Sie standen vor einer schwierigen Situation: Einerseits wollten Sie nicht zurück, aber Sie sollten und sind schließlich zurückgekehrt. Wie hat sich dieser Knoten gelöst?

Y. Eck: Das Wesen sagte mir, daß ich eine Mission hätte und daß ich mit dieser Mission auf Erden noch nicht begonnen hätte. Das Wort Mission war zunächst sehr problematisch für mich, ich konnte damit überhaupt nichts anfangen. Aber es blieb mir nichts übrig, als zu gehorchen. Ich stand wieder auf, aber es gelang mir nicht, der Gestalt wieder in die Augen zu schauen, und ich spürte noch einmal ganz deutlich, daß seine Größe meine bei weitem übertraf. Also habe ich den Rückweg hinunter zu meinem physischen Leib eingeschlagen.

Der Abstieg in den kalten Körper

F.L.: Haben Sie vor Ihrem Abstieg durch den Tunnel das Wesen gefragt, wer es ist?

Y. Eck: Nein, und ich bin froh, es nicht getan zu haben. Und er weiß das auch. Ich bin froh, daß er mir seinen Namen nicht genannt hat. Das ist das Geheimnis zwischen ihm und mir. Ich nenne ihn den Namenlosen.

F.L.: Haben Sie nach Ihrer Rückkehr versucht, ihn mit Christus oder mit Gott zu vergleichen?

Y. Eck: Diese Frage hat man mir oft gestellt. Er sah aus, wie dort auf dem Bild *(eine Abbildung von Jesus in einem weißen Gewand und mit flammendem Herzen, das Liebe und Wärme ausstrahlt; F.L.).*

Plötzlich begann ich mich zu fragen, wo mein physischer Körper sei, und ich habe begonnen, mich zu betasten. Ich spürte, daß ich weder Arme noch Beine hatte und griff durch mich hindurch, ohne auf etwas Materiell-Physisches zu stoßen. In diesem Augenblick hörte ich eine Stimme, von der ich nicht sagen kann, ob sie von diesem Wesen kam, und diese Stimme sprach: „Was hast Du für andere getan?" Damit war mein Wirken für die gesamte Erde und Menschheit gemeint, aber ich konnte nicht antworten. Zwar hatte ich in meinem Leben immer versucht, allen Menschen zu helfen, aber nun wurde eine viel stärkere Forderung an mich gestellt. Die Frage: „Was hast Du für andere getan?" ist eine ganz wesentliche Frage, die bis zum Ende meines Lebens in mir tönen wird.

Nachdem mir diese einzige Frage gestellt worden ist, habe ich meinen Abstieg durch den Tunnel beschleunigt, denn in bezug auf mein bisheriges Leben war ich nicht sehr stolz auf mich. Es wurde mir klar, daß ich etwas ganz außerordentliches erlebt hatte. Ich konnte währenddessen sehr viel besser als mit meinem derzeitigen aktuellen Gehirn denken. Mein Denken war von außerordentlicher Schärfe und Klarheit. – Ich kam zurück in meinen Körper, und zwar durch meinen Kopf und mein Gehirn.

F.L.: Wie empfanden Sie die Rückkehr in Ihren physischen Leib?

Y. Eck: Ich empfand ungeheure Abscheu. Was war das für ein kalter Körper? Die Kälte des Todes ist etwas ganz Besonderes. Sie hat nichts mit der Kälte von Schnee und Eis zu tun, sondern sie ist etwas Klebriges, etwas das mich einhüllte. Im ersten Moment ertrug ich diese Kälte nicht und trat wieder wie ein knallender Champagnerkorken aus mir heraus, und zwar aus meinem Kopf. In diesem Moment bemerkte ich auf der anderen Seite Wesen, die ich zuvor nicht entdeckt hatte. Wieder schien es mir, als wäre ich im Tunnel, zumindest in irgendeinem dunklen Bereich. Ich sah diese Wesen zwar nicht, aber spürte sehr wohl ihre Anwesenheit. Sie ergriffen mich und führten mich wieder mit sehr viel Liebe in meinen Körper zurück. Eigentlich fügten sie mich in meinen Körper ein.

Drei Visionen: Blindheit, Lähmung, Tod

Als ich auch meine Augen aufschlagen wollte, gelang mir dies zuerst nicht. In diesem Moment fühlte ich eine Symbiose mit allen Blinden der Welt. Ich dachte bisher, daß ich die Blinden und ihren Zustand verstanden hätte, aber jetzt wußte ich, daß ich sie überhaupt nicht verstanden hatte, denn zwischen dem, was man mit seinem Intellekt verstehen kann und der wirklichen Wahrnehmung eines Zustandes, klafft ein riesiger Abgrund. – Ich wollte natürlich ebenfalls meine Arme und Beine bewegen, aber auch das gelang mir zuerst nicht. Und in einer blitzschnellen Vision sah ich mich in einem Rollstuhl, zusammen mit allen Gelähmten der Welt. Ich verstand sie, und ich war ein Teil von ihnen. Das werde ich nie vergessen! Erst langsam danach begann mein Körper wieder, seine Funktionen aufzunehmen.

F.L.: Traten Sie noch einmal aus Ihrem Körper heraus?

Y. Eck: Ja, denn man gab mir eine Spritze, die ich nicht haben wollte, und durch die trat ich noch einmal aus meinem Körper heraus. Wiederum hatte ich ein Erlebnis, und dieses Mal wurde mir mein eigener Tod gezeigt. Es bestand kein Zweifel, daß dies mein eigener Tod war, meine Ankunft in der astralischen Welt.

Ich sah mich in einem kleinen Aufbahrungsraum, eine Tür war offen und Licht von der anderen Seite der Welt strahlte herein. Merkwürdigerweise lag ich nicht mehr in meinem Sarg, sondern daneben. Viele Menschen standen um meinen Sarg herum, und besonders drei Personen knieten und weinten davor. Durch diese Vision kann ich nun diejenigen Menschen viel umfassender verstehen, die in Trauer sind, und ich kann ihnen jetzt besser helfen. Ich habe noch nie jemanden auf der Erde so stark weinen und schluchzen gesehen wie diese drei Personen; es waren mein Mann sowie meine Schwiegereltern. Diese Vision hat mir ungeheuer stark geholfen. Und dann bin ich endgültig wieder in meinen Körper hineingetreten.

F.L.: Was hat Ihr Mann zu Ihrem Erlebnis gesagt?

Y. Eck: Ich habe es ihm erklärt, und er hat versucht, es zu verstehen. Aber er hatte doch Angst um mich, daß ich verwirrt werden könnte, und bat mich, nicht mehr darüber zu sprechen. Ich erzählte ihm auch, daß ich während meines Zustandes auf der anderen Seite ein Gespräch zwischen ihm und einem Bekannten genau mitangehört habe, welches sie in einem weitab gelegenen Flur des Krankenhauses geführt haben. Er hat später bestätigt, daß ich dieses Gespräch exakt wiedergegeben habe. – In der Zeit danach habe ich natürlich sehr viel über mein Erlebnis nachgedacht und immer wieder bedauert, daß die Menschen, denen ich begegne, nichts über diese Realität wissen. Ich wollte vor allem herausfinden, warum gerade ich dieses Erlebnis hatte. Allerdings bekam ich zu damaliger Zeit noch keine Antwort darauf.

„Ein Spezialist prophezeite mir meinen sicheren Tod"

F.L.: Sie hatten noch ein zweites Erlebnis. Trat dies bei der Geburt Ihres zweiten Sohnes ein?

Y. Eck: Ja. Das zweite Erlebnis war eigentlich das größere. Fünf Jahre später entschloß ich mich, wieder ein Kind zu bekommen. Die Schwangerschaft mit diesem zweiten Kind war von Anfang an sehr schwer. Da ich wieder sehr viel Eiweiß im Blut hatte, ging ich am Ende des dritten Monats zu einem Spezialisten, der mir ziemlich gefühlskalt mitteilte, daß man mit 37 Jahren keine Schwangerschaft mehr eingehen sollte und daß am Ende meiner Schwangerschaft mit Sicherheit der Tod stehen würde. Ich hatte also Zeit, bis zum Ende meiner Schwangerschaft darüber nachzudenken

Nebenbei bemerkt: Über den eigenen Tod nachzudenken, halte ich für außerordentlich wichtig, und ich sehe es als meine Aufgabe an, Fachpersonal auszubilden, welches die Menschen in diesen Fragen unterstützen kann. Man muß sich um die Sterbenden und ihre Angehörigen kümmern.

Der Facharzt wollte mich ins Krankenhaus schicken, aber ich beschloß, nach Hause zurückzukehren. Dort angekommen, mußte ich mich vor Erschöpfung hinsetzen, und in diesem Moment sah ich wieder das Licht der anderen Seite. Es durchdrang und erfüllte mich. Ich fühlte auch augenblicklich, daß es meine Aufgabe werden würde, mit dem Licht auf Erden zu arbeiten. Und so habe ich begonnen, mit dem Licht zu arbeiten, und lernte nach und nach, was es heißt, spirituell zu heilen.

F.L.: Wie sind Sie vorgegangen?

Y. Eck: Ich stellte den Kontakt zu der Lichtgestalt, dem Namenlosen, her. Ich rief ihn an und tauchte in die Schwingungen dieses Namenlosen ein, und auf diese Weise verschwand das Eiweiß binnen einer Woche aus dem Blut. Dadurch lernte ich verstehen, was spirituelle Heilung bedeutet.

Die Prüfung

Im Verlauf des sechsten Monats, ich war allein zu Hause, setzten bereits die Wehen ein. Sie verstärkten sich dermaßen, daß ich dachte, daß das Kind nicht normal geboren werden würde. Schließlich ist es mittlerweile 17 Jahre her, und man hatte noch nicht die Technologie, ein Kind so früh gesund zur Welt zu bringen. Ich habe mich hingelegt und niemanden außer dem Namenlosen angerufen. Ich habe mit dem Wesen aus Licht von morgens 9 bis mittags 13 Uhr gearbeitet. Dann erst rief ich einen Krankenwagen. In diesen vier Stunden wich das Wesen nicht von meiner Seite. Zwar hörte ich nicht die Stimme des Namenlosen, aber es war als würde etwas in meinem Inneren sprechen. Aber als ich den Krankenwagen gerufen hatte, rief die Stimme: „Ist das wirklich Dein Glaube? Dann verschwinden wir!"

F.L.: Was meinen Sie damit? Das verstehe ich nicht.

Y. Eck: Gemeint war, daß ich nun vorrangig an das Krankenhaus glaubte, nicht mehr an meine spirituelle Lichtgestalt. Aber ich rief ihn sofort wieder und vermittelte ihm, daß ich an ihn glauben würde. Augenblicklich danach spürte ich, daß ich durch diesen Glauben Berge versetzen konnte, denn bereits um 16 Uhr waren die früh eingesetzten Wehen beendet. Ich hatte mein Kind also nicht verloren. Der Namenlose hat mich von 13 bis 16 Uhr getestet, um zu sehen, was ich machen würde. Aber meine Antwort war stets die gleiche, denn ich glaubte und vertraute ihm voll und ganz. Von diesem Zeitpunkt an verlief meine Schwangerschaft problemlos, so daß ich im 9. Monat mein Kind zur Welt bringen konnte.

„Ich fühlte jeden Stromschlag"

F.L.: Was geschah während Ihrer zweiten Nah-Todeserfahrung?

Y. Eck: Sie fand bei der Geburt des zweiten Kindes statt. Acht Tage nach der Geburt selbst mußte ich in die chirurgische Abteilung hinuntergebracht werden. Dort begann man, mich mit dem Schneidemesser zu bearbeiten, und zwar ohne Betäubung.

F.L.: Wie darf ich das verstehen? Wir befinden uns schließlich nicht mehr im Mittelalter!

Y. Eck: Man konnte keine Betäubung vornehmen, weil mein Herz das nicht ausgehalten hätte. Bei der zweiten Geburt bekam ich einen Dammschnitt und hatte jetzt als Folge Komplikationen mit Hämorrhoiden, so daß eine Operation notwendig wurde. Sie arbeiteten mit einem elektrischen Schneidemesser, und ich fühlte die Stromschläge bis in meinen Kopf hinein. Dabei habe ich empfunden, was alle Menschen empfinden, die mit Elektrizität gefoltert werden. Wieder merkte ich, daß ich bisher nur glaubte, die Gefolterten zu verstehen, aber nun wußte ich, daß ich überhaupt nichts verstanden hatte. Folter ist das Schlimmste des Schlimmsten!

In diesem Moment schoß ich mit ungeheurer Intensität aus meinem Körper heraus. Ich glaubte im ersten Moment, daß ich die Verschnürungen, mit denen ich an den Operationstisch gebunden war, mitreißen würde. Während ich emporstieg, schwebte ich durch die gesamte Klinik und sah im zweiten Stockwerk Blumen, die ich allerdings nicht mit meinen physischen Augen wahrgenommen habe. Ich habe diese Blumen an einem Ort der Klinik gesehen, den ich zuvor nicht kannte. Später habe ich es kontrolliert, und diese Blumen waren genau dort.

Das Rad der Inkarnationen

Dann stieg ich höher, sah auch das Licht, aber weil die chirurgische Behandlung nur sehr kurz anhielt, habe ich fast jede Erinnerung daran verloren. Aber an das folgende kann ich mich doch erinnern: Während des Herabstiegs hat man mir das Rad der Inkarnationen gezeigt.

Man zeigte mir auf diesem Rad den Wechsel von Leben und Tod, bis zu dem Moment, in dem man sich aus diesem Wechsel herauslösen wird. Und immer wenn man mir sagte: „Leben – Tod – Leben – Tod usw.“, erlebte ich einen Abschnitt einer Geburt und eines Todes.

Ich brach in Lachen aus, denn ich war überrascht, wie einfach der Übergang vom Leben zum Tod usw. ist. Auf der Erde machen wir aus diesem normalen Vorgang etwas ganz Problematisches, aber wenn es verstanden wird, ist es etwas Wunderbares. Ich habe es so verstanden, daß man sich aus diesem Rad der Inkarnationen herauslöst, wenn man ganz Liebe geworden ist. Man muß dazu in einem gewissen Zustand der Heiligkeit sein. Für diesen Zustand der Heiligkeit gelten aber nicht die Maßstäbe der Erde, sondern man muß von dem Licht anerkannt werden.

Die goldene Kugel

Ich stieg weiter hinab, also mit dem Rücken nach unten, und habe mich von dem Rad gelöst. Das Rad blieb, wo es war, und als ich mich weiter von ihm entfernte, sah ich auf meinem Energiekörper, auf meinem Bauch, eine Kugel aus Gold. Die Strahlen dieser Kugel waren stark und kräftig, und ich bezeichne sie heute als eine Art Keimkraft des menschlichen Wesens, sozusagen eine neue Kraft, ein neues Energiezentrum des menschlichen Wesens.

Jeder Mensch hat diese Kraft in sich, und ich dachte in diesem Moment, daß ich jetzt auf der Erde wirklich alles machen kann, was ich machen will. Die Wesen des Lichtes haben mir das bestätigt, aber sie sagten auch, daß ich mit dieser Kraft sowohl das Gute als auch das Böse tun könne. Ich sei frei, damit umzugehen. Dann löste sich die goldene Kugel von mir los.

F.L.: Sie haben bei dieser zweiten Nah-Todeserfahrung noch einen anderen Aspekt wahrgenommen. Können Sie darüber berichten?

Y. Eck: Ich befand mich plötzlich unmittelbar auf Golgatha. Lange habe ich darüber nicht gesprochen, aber der Pfarrer, dem ich mich anvertraut habe, hat mich gebeten, darüber zu berichten. Er meinte, daß dieser Teil der Erfahrung zu dem Gesamtbild dazugehöre, und wenn man nicht darüber spreche, dann würde man das gesamte Erlebnis eigentlich verfälschen. Wovor fürchtet man sich eigentlich, wenn man nicht darüber spricht? Eigentlich fürchtet man sich nur davor, von anderen Menschen lächerlich gemacht zu werden. Aber das sollte einen nicht stören.

Christus trug Vergangenheit und Zukunft in sich

Ich war auf Golgatha, und zwar auf der Ebene des Herzens. Das bedeutet, daß ich mich in der Liebesalchemie des Herzens befand, die sich bei der Kreuzigung vollzog. Ich sah, wie Christus die gesamte Vergangenheit der Menschheit in sich trug, so als wollte er die gesamte Welt von den Dummheiten der Menschen reinigen. Er legte in jeden Menschen einen Liebessamen hinein. So verstand ich das Eine in dem All und das All in dem Einen. Mit Worten kann ich das nicht erklären. Ich sah also, daß Christus die Vergangenheit reinigte und jeden Menschen individuell liebte. Trotzdem stellte er das Individuum in die Gemeinschaft hinein, und zwar aufgrund dieser Liebe. Es war, als ob man einen Keim in das Herz der Menschen gelegt hätte.

Das war wunderschön und ganz außerordentlich. Gleichermaßen wurden auch alle Anwesenden, also auch diejenigen, die ihn ans Kreuz genagelt hatten, von ihm geliebt. Sie waren in diese Liebe hineinverschmolzen. Gleichzeitig sah ich die Zukunft der Menschheit, und Christus begann, auch diese zu reinigen, damit die Last für die Menschheit geringer wird.

Aber nachdem ich aus dieser Ebene des Herzens herausgekommen war, dachte ich mir, daß es keine Kirche gibt, die von dieser Liebe spricht.

Dann befand ich mich oberhalb des Kopfes, oberhalb des Schädels, so als ob man ein anderes Gehirn als das hätte, was innerhalb unserer Schädeldecke eingesperrt ist. Während ich mich oberhalb des Schädels befand, bekam ich eine Lehre, eine Lehre von einer unglaublichen und wunderbaren Schönheit. Um mich herum war absolute Stille. Diese Lehre fand ohne Worte statt. In diesem Moment war es mir, als würde ich das gesamte Wesen des Universums verstehen, allerdings kann ich das nicht mit Worten beschreiben. Es wurde zu mir gesprochen, aber es war gleichzeitig still. Es war, als ob meine Zellen selbst gesprochen hätten, es war nicht mehr das Gehirn, sondern etwas anderes. Aber ich kann es nicht ausdrücken, denn es war eine andere Dimension.

Als ich mich wieder in meinem physischen Körper befand, wußte ich, daß ich noch einen langen Weg vor mir habe.

F.L.: Was hat sich in Ihrer Arbeit nach der zweiten Nah-Todeserfahrung verändert?

Y. Eck: Die größte Veränderung ist in mir selbst vorgegangen, und zwar im tiefsten Inneren meines Wesens. Ich bin nicht mehr die, die ich früher war. Es ist, als ob eine andere Person in mir wäre. Ich habe ein viel breiteres und tieferes Verständnis als früher, und vor allem weiß ich, daß ich niemals allein bin. Ich gestalte meine Arbeit nunmehr seit 20 Jahren, mache aber nur langsam Fortschritte. Ich mache deswegen so langsam Fortschritte, weil das menschliche Wesen nicht dieses Niveau, diese Höhe in sich hat, wie ich es bei dem Namenlosen erlebt habe, sondern sich diese erst langsam erringen muß.

F.L.: Sie sagten, daß Sie nicht allein seien. Haben Sie Kontakt zu anderen Wesen?

Y. Eck: Ja, ich habe Kontakt zu den Wesen, die mit dem Licht zu tun haben.

„Meine Füße weinten vor Liebe“

F.L.: Hatten Sie jemals wieder Kontakt zu dem Namenlosen?

Y. Eck: Ja, ich habe das Wesen aus Licht auf der Ebene der Erde wiedergesehen. Eines Tages hat mich dieses Wesen besucht. Natürlich wollte es mir etwas sagen, denn so ein Wesen kommt nicht einfach nur mal so vorbei. Ich kümmere mich um Relaxologie und Sterbehilfe.

Ich bekam mit dem Lichtwesen Kontakt, als ich gerade Chakra-Übungen durchführte. Ich arbeitete zum fünften Mal mit den Chakras und war gerade mit dem Chakra des Kehlkopfes beschäftigt, als ich dem Lichtwesen wieder begegnete. Meine Augen waren gerade geschlossen, und ich sah durch das dritte Auge das Kleid des Namenlosen. Am Kleid habe ich ihn erkannt und gedacht, daß ich jetzt die Augen aufschlagen könnte, um das Wesen selbst zu sehen. Ich war in diesem Moment in einem Zustand der tiefen Entspannung, und als ich meine Augen aufschlug und an dem Wesen nach oben zu blicken begann, sah ich seine Hände und wie mir aus diesen goldene Strahlen größter Intensität entgegenblitzten. Meine Füße haben vor lauter Liebe geweint, bevor meine physischen Augen weinen konnten. Ich ahnte gar nicht, daß so etwas möglich ist. Es ist kaum zu glauben, aber meine Füße weinten wirklich. Dieses Weinen stieg immer höher, und als es auf die Höhe der Augen gestiegen war, brach ich in totales Schluchzen aus. Dieses Weinen wurde durch Liebeswellen ausgelöst.

Das Ergebnis war, daß ich mit den anderen Menschen des Relaxologie-Kurses Streit bekam, weil sie mir vorwarfen, daß ich kein Gespräch mit diesem Wesen begonnen habe. Sie kritisierten mich, weil sie großes Interesse an diesem Gespräch gehabt hätten, und warfen mir vor, daß ich statt dessen nur zu weinen begonnen habe. Aber ich weinte nicht so, wie man normalerweise weint, sondern ich weinte aus Liebe. Das war Liebesweinen. Und es wurde mir unmittelbar klar, daß die anderen Anwesenden nichts von diesem Vorgang verstanden.

F.L.: Hat Ihnen das Lichtwesen bei dieser Gelegenheit etwas gesagt?

Y. Eck: Nein, es war mir nur klar, daß es nicht umsonst gekommen war, und ich versuchte zu verstehen, was das Wesen mir sagen wollte. Aber sehr bald habe ich verstanden, daß dieses Lichtwesen mich darum bat, Experte auf dem Gebiet der Sterbehilfe zu werden. Erst später habe ich verstanden, daß mir das Wesen bei meiner zukünftigen Aufgabe helfen wollte. Trotzdem habe ich ein Jahr gebraucht, um mich dazu zu entschließen. Denn für mich bedeutete es, daß ich mein ganzes Leben ändern müßte, auch mein Familienleben würde sich dadurch ändern, und ich wurde vor eine harte Prüfung gestellt. Ich zögerte ein Jahr lang, aber dann konnte ich mit meiner Entscheidung nicht mehr zurückhalten.

F.L.: In welchem Jahr war diese Änderung?

Y. Eck: Ungefähr vor zehn Jahren.

„Ich bilde Menschen für die Sterbehilfe aus, die ihr Wesen beherrschen lernen“

F.L.: Sie führen also seit ungefähr zehn Jahren Kurse in ganz Frankreich über Sterbehilfe durch, während der die Teilnehmer an sich selbst arbeiten sollen. Können Sie bitte etwas über die Arbeit erzählen, die Sie in diesen Seminaren durchführen? In Ihren Broschüren habe ich gelesen, daß diese Kurse als Wochenendseminare jeweils einmal pro Monat über einen Zeitraum von sieben Monaten angeboten werden. Womit begründen Sie diesen Rhythmus?

Y. Eck: Auf der physischen Ebene ist es fast jedem möglich, Sterbehilfe durchzuführen. Ich aber bilde Menschen aus, weil ich möchte, daß die Menschen an sich selbst arbeiten. Deswegen muß es zwischen jedem Seminar einen Abstand von mindestens einem Monat geben. Denn es ist immer eine gewisse Zeit notwendig, um einzusehen, wie sehr man sich verändert hat und was man an innerlichen Schritten durchgemacht hat.

Sie können nicht anderen Menschen helfen, wenn Sie sich in der eigenen Haut nicht wohl fühlen. Ich sehe in den Krankenhäusern Menschen Sterbehilfe betreiben, die aber eigentlich mehr Angst vor dem Tod haben als die Sterbenden selbst. Das begegnet mir regelmäßig, nicht nur in einzelnen Fällen. Diese Menschen meinen es gut, sie wollen helfen. Aber sie arbeiten nicht an sich selbst. Ihre eigene Angst vor dem Sterben übertragen sie auf den Sterbenden, und das ist absolut paradox. Ich möchte also Menschen ausbilden, die keine Angst mehr vor dem Sterben und dem Tod haben, und die zu einer gewissen Beherrschung ihres Wesens fähig sind. Die Beherrschung der emotionalen Ebene ist notwendig und unerläßlich, wenn man es mit Menschen zu tun hat, die das Leben verlassen werden.

Ich helfe sowohl der Familie als auch dem Sterbenden selbst. Wenn sich der Sterbende auf mich selbst bezieht, dann kann ich die Sterbegleitung auch aus der Ferne betreiben. Ich sehe ihn dabei in mir und begleite ihn bis zu seinem Tod. Mehrere Menschen haben sich geistig – nicht physisch – bei mir vorgestellt, so daß ich wußte, daß es Zeit ist, ihnen während ihres Sterbeprozesses zu helfen, und dann habe ich sie begleitet und ihnen den Übergang erleichtert. Ich habe sie soweit begleitet, bis sie zu dem Wesen des Lichtes gelangten.

Diejenigen Menschen, die zu mir kommen, weil sie sich für diesen Beruf interessieren, sind Menschen, die mit alten Menschen zu tun haben oder die Berufe ausüben, die mit Sterbenden zu tun haben. Manchmal sind es auch Menschen, die in naher Zukunft einen Verwandten oder Bekannten beim Sterben begleiten müssen.

F.L.: Beraten Sie auch Menschen, die Nah-Todeserfahrungen erlebt haben?

Y. Eck: Ja, ich kenne einige Menschen, die das Licht gesehen haben. Einige haben sogar das Lichtwesen wahrgenommen, ohne dabei eine Nah-Todeserfahrung zu haben. Das Problem speziell dieser Menschen ist, daß ich sie zurück auf die Erde bringen muß, denn sie fühlen sich in diesem Licht zu wohl. Ich kenne z.B. jemanden, eine Frau, die in das Licht hineingehen kann und sich dort mit Jesus getroffen hat. Sie erzählte mir, wie sie sich mitten in einem Seminar von mir bei Jesus befand, und wie das Lichtwesen einiges über ihr Leben gesagt hat.

F.L.: Sie sprechen in Ihren Broschüren auch von Spielen. Was ist damit gemeint?

Y. Eck: Wir machen in den Seminaren auch Spiele. Genauso ist es in der geistigen Welt. Dort gibt es Liebe, aber auch den Humor. Man sollte das Leben nicht immer allzu ernst nehmen. Wir erzählen uns Dichtungen und spielen kleine Spiele, denn wenn man eine Stunde über den Tod gesprochen hat, braucht man eine Abwechslung.

„Ich höre eine Stimme in mir sprechen"

F.L.: Wie gestalten Sie eigentlich eine Seminarsitzung?

Y. Eck: Ich weiß nie im voraus, was ich tun werde. Ich höre dann jemanden, der in mir spricht. Es ist fast wie eine physische Stimme. Anfangs drehte ich mich noch um, weil ich dachte, daß die Stimme hinter mir wäre. Einmal war die Stimme in meinem Ohr, ein anderes Mal in meinem Sonnengeflecht, ein einziges Mal kam eine Stimme aus der Gegend des Herzens.

Als dies geschah, hatte ich mich gerade mit jemandem beschäftigt, der ein sehr komplizierter Fall war, und ich beschloß, mich nicht mehr mit ihm zu befassen. Aber die Stimme in meinem Herzen sagte: „Was Du dem Geringsten meiner Brüder antust, das tust Du mir an." Währenddessen strömten wieder die Liebesstrahlen, und ich weinte vor Liebe. Ich beschloß deswegen, diesen Menschen nicht aufzugeben und mich um ihn zu kümmern. Unmittelbar anschließend bekam ich Anweisungen, wie ich ihm helfen konnte.

F.L.: Ist Ihre Arbeit nur auf die Sterbehilfe begrenzt, oder weist dieses Wesen auch darauf hin, wie wir auf ganz anderen Gebieten helfen können?

Y. Eck: Ich habe auch mehrmals mit Vergewaltigungsopfern zu tun gehabt. Bei Vergewaltigungen sehe ich die Szene, also wie sich die Vergewaltigung abgespielt hat, vor mir. Bei mir waren auch 5jährige, die von ihren Vätern und Großvätern vergewaltigt worden sind, eine Frau hat sogar eine kollektive Vergewaltigung erlitten. Sie war zu dieser Zeit ein 14jähriges Mädchen, und sie konnte sich kaum noch an die Vergewaltigung erinnern. Aber ich sah die Szene wie ein Medium. Wenn ich dann aber den Menschen, die diese Vergewaltigung vergessen haben, die Orte beschreibe, an denen die Tat stattfand, wird ihnen alles sofort wieder bewußt. Besagte Frau, die als 14jähriges Mädchen vergewaltigt worden ist, war seit sechs oder acht Jahren in psychoanalytischer Behandlung, die aber nichts bewirkte. Aber durch meine genaue Beschreibung der Orte kam ihr wieder alles in Erinnerung, und ich konnte auf wunderbare Weise mit ihr arbeiten.

Die Wesen oben in dem anderen Reich haben mir mitgeteilt, daß ich diese Lebensszenen der anderen Menschen erlebe, daß aber die Betreffenden ihre eigenen Lebensszenen nicht voll wiedererleben dürften. Es ist z.B. vorgekommen, daß ich die entsprechende Lebensszene vorsichtig der betreffenden Person nahegebracht habe und daß die Person anfing zu brüllen. In dem Moment konnte ich aufhören, weil ich wußte, daß sie wieder alles erkannt hatte.

„Nach dem Besuch der alten Dame öffnete sich über meinem Herzen eine Blume“

Manchmal bekomme ich auch Besuch von Menschen, die sich auf ihren Tod vorbereiten wollen. Beispielsweise war dies eine 72jährige Frau, die wie wir alle gewisse Dummheiten im Leben begangen hatte und sich mit Schuldgefühlen plagte. Sie glaubte, wegen ihrer Schuldgefühle nicht in das Lichtreich eintreten zu können. Ich habe deshalb geraten, daß sie mehr mit den Kräften der Verzeihung arbeiten sollte. Nach drei Gesprächen konnte ich ihr vermitteln, daß Schuldgefühle auf der anderen Seite nicht erwünscht seien und daß sie das Licht sehen werde. Sie erkrankte dann schwer an Krebs, und ich hatte vorübergehend keinen Kontakt mehr zu ihr. Es ergab sich dann, daß ich während der Ferien eine Messe besuchte und zwei Hostien zu mir nahm, als ich einen Namen hörte: „Jeanne.“ Das war die letzte Kommunion dieser alten Frau. Als ich nach Hause kam, bekam ich die Bestätigung, daß sie zur Zeit dieser Messe in Bewußtlosigkeit gefallen war und am Abend darauf verstarb.

17 Tage später hat sie mich als Verstorbene besucht, und ich sah sie, wie ich Sie jetzt physisch sehe. Sie hat mir gezeigt, daß sie vollständig im Lichte war. Ich lachte und scherzte mit ihr und sagte ihr, daß sie sich nun doch im Licht befinde, genauso wie ich es ihr vorausgesagt hatte. Ich sprach so mit ihr, wie wir beide jetzt miteinander sprechen. Ich unterhielt mich mit einem leeren Sessel, der aber eigentlich viel voller war, als wenn ein Mensch in physischer Verkörperung auf ihm gesessen hätte.

Als ich nach dieser Erscheinung wieder die Zeitung aufnehmen wollte, die ich zuvor gelesen hatte, konnte ich nicht mehr lesen, da mich Wellen von Liebe und Licht überfluteten. Ich spürte, wie diese Liebeswellen in dem oberen Teil meines Kopfes zu leben und beben begannen und bis zu meinem Herzen hinabstiegen. Als sie beim Herzen angekommen waren, hatte ich den Eindruck, als würde sich eine Blume öffnen. Dieses Gefühl war so stark, daß ich hinabschaute, um mich zu vergewissern, ob nicht doch eine wirkliche Blume in der Nähe meines Herzens zu finden sei. Dieses Gefühl steigerte sich zunehmend, es stieg bis zu meinen Füßen hinab, und ich begann wieder, vor Liebe zu weinen, und merkte, daß sie mir die Liebe hundertfach zurückgab, die ich ihr während des Lebens gegeben hatte. Das ganze Gold der Erde möchte ich nicht gegen einen solchen Augenblick eintauschen!

„Ich sah das Schaffen der Schöpfung“

Interview mit Phyllis Atwater

von Florin Lowndes*

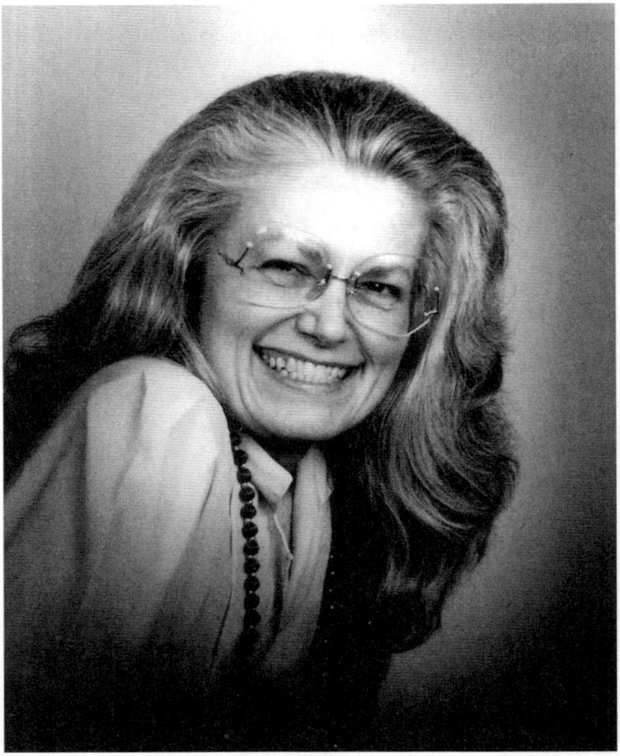

Phyllis M.H. Atwater, *geb. 1937, ist tätig als Forscherin im Bereich der Nah-Todeserfahrungen und aufgrund ihres übersinnlichen Wahrnehmungsvermögens als parapsychologische Beraterin. Sie ist Vorstandsmitglied der International Association for Near-Death Studies (IANDS).*

---

* Florin Lowndes, Künstler, ehemaliger Waldorflehrer, Dozent. Lebt in Boston und Stuttgart.

Veröffentlichungen: „I Died Three Times in 1977", 1977; „Coming Back to Life", 1988; „The Magical Language of the Runes", 1990; „Beyond the Light", 1994; „Future Memory", 1995; sowie zahlreiche Artikel zum Thema Nah-Todeserfahrung.

Phyllis Atwater war infolge einer Fehlgeburt und der damit verbundenen Komplikationen dreimal klinisch tot: am 2. Januar, am 4. Januar und am 29. März 1977.

„Ich war größer als in meinem Körper"

Florin Lowndes: Sie waren in der ungewöhnlichen Situation, daß Sie drei Todeserlebnisse gehabt haben. Bitte geben Sie zunächst eine kurze Beschreibung Ihrer Erlebnisse.

Phyllis Atwater: Bei meiner ersten Nah-Todeserfahrung habe ich zunächst meinen Körper verlassen und schwebte dann unterhalb der Decke. Während ich versuchte, mich zu orientieren und um mich zu schauen, war ich zunächst total verwirrt, weil sich die Raumesrichtungen völlig verändert hatten. Beispielsweise waren die Wege zwischen Toilette, Badewanne und Waschbecken außerordentlich lang, viel länger als in der Wirklichkeit. Als ich diese Wahrnehmungen machte, schwebte ich kaum eine Haaresbreite unter der Zimmerdecke und spürte, wie mich das angeschaltete Badezimmerlicht anzog. Ich wurde regelrecht zu diesem Licht hingezogen und stieß dabei immer wieder an die Glühlampe. Dabei kam ich mir vor wie eine Motte, die von dem Licht angezogen wird. Allerdings tat es mir nicht weh, es war auch nicht heiß. Ich wurde einfach von diesem Licht angezogen.

Bei meinem Erlebnis fragte ich mich immer wieder: „Warum bin ich hier? Was geht hier vor?" Ich war nicht mehr in der Lage, irgendeine Verbindung zu meinem auf dem Boden liegenden Körper aufzunehmen. Der Körper, den ich dort liegen sah, war mit Blut verschmiert und erschien mir sehr schmutzig.

Man ändert seine Lebenseinstellung nicht in dem Moment, in dem man stirbt. In meinem Leben war ich immer eine sehr auf Hygiene bedachte Person, und ich sah keine Veranlassung, irgendeine Verbundenheit mit diesem schmutzigen Körper zu empfinden. Ich empfand diesen Körper nur als grauenvoll, und ich lehnte mich stark gegen ihn auf.

Dann konzentrierte ich mich auf den Punkt, an dem ich mich gerade befand: nämlich den Bereich unterhalb der Decke des Badezimmers. Während ich dort herumschwebte, fielen mir in der Luft kleine „Klümpchen" auf, wie ich diese Gebilde einmal nennen will. Diese Klümpchen waren zwar erkennbar dreidimensional, aber sie waren seltsam fremdartig und hatten merkwürdige Formen.

Farblich hatten sie die verschiedensten Grautöne, alles in allem sehr abstoßende Farben. Diese Klümpchen hatten nichts an sich, was mir gefiel. Wie sie entstanden, war mir nicht bewußt. Erst bei meiner zweiten Nah-Todeserfahrung erlebte ich bewußt, daß um so mehr Klümpchen in der Luft erschienen, je mehr Gedanken ich dachte.

F.L.: Sie haben also diese Klümpchen damals noch nicht mit Ihren Gedanken in Beziehung gebracht?

P. Atwater: Nein, während dieser ersten Nah-Todeserfahrung noch nicht, bei meinem zweiten Erlebnis dagegen schon. Beim ersten nahm ich nur wahr, daß sie um mich herum waren. Im Grunde interessierte mich damals eine Beziehung zu meinen Gedanken auch nicht, da ich ihre Bedeutung nicht kannte.. Allerdings wurden es immer mehr Klümpchen, schon nach kurzer Zeit waren um mich herum mehr von ihnen als freier Luftraum. Plötzlich gab es einen Knall, den ich sowohl hören als auch fühlen konnte. Und durch eine starke Kraft wurde ich gleichzeitig mit einer ungeheuren Schnelligkeit in meinen Körper zurückgezogen. Es war vergleichbar mit einem auseinandergezogenen Gummiband, das nach dem Loslassen zurückschnellt. Zumindest hat es sich ähnlich angefühlt. – Ich wurde also in meinen Körper zurückgezogen, und zwar zog ich durch meinen Scheitel in meinen Körper ein. Dabei mußte ich stark schrumpfen, um überhaupt in meinen Körper zu passen, denn außerhalb meines Körpers war ich viel größer als in ihm. Aber schließlich wurde ich bis in meine Füße hineingezogen.

Durch die Schmerzwellen hindurch

F.L.: Das war also die erste Nah-Todeserfahrung. Was geschah während Ihrer zweiten?

P. Atwater: Als ich bei meinem zweiten Erlebnis meinen Körper verließ, wurde mein Bewußtsein als erstes auf Schmerzwellen gelenkt. Der Schmerz war sowohl innerhalb als auch außerhalb meines Körpers, und ich schwebte von meinem Körper aus in der Bauchlage durch diese Schmerzwellen hindurch nach oben. Mein Gesicht war währenddessen nach unten gerichtet. Die Schmerzwellen sahen aus wie wabernde Luft über einer heißen Teerstraße, und ich fühlte in ihnen einen starken Schmerz. Durch diese Wellen hindurch schwebte ich auch dieses Mal wieder bis unter die Zimmerdecke; allerdings befand ich mich jetzt im Eßzimmer. Genau wie bei meiner ersten Erfahrung schwebte ich wieder zu dem Licht. Merkwürdigerweise war die Glühlampe aber nicht angeschaltet; es mußte sich also um ein anderes Licht handeln.

Der Tanz um die Glühlampe

Ich erinnere mich noch, daß ich dabei auf meinen Körper zurückgeschaut habe und genau wissen wollte, ob ich nun wirklich tot war. Ich wollte sicher sein, daß mein Körper tot war, bevor ich irgend etwas anderes unternahm. Also schwebte ich zurück zu ihm, umrundete ihn von allen Seiten und hielt nach irgendwelchen Lebenszeichen Ausschau. Es schien mir, als ob ich dabei eine ganze Weile bei meinem Körper verweilte, und als ich keine Lebenszeichen in ihm bemerkte, schwebte ich wieder hoch zu der Glühlampe. Dabei durchzogen mich die freudigen Gedanken: „Wunderbar! Ich bin frei! Ich bin frei!" Ich wirbelte dabei um die Glühlampe herum wie eine Tänzerin und war währenddessen sehr glücklich. Dann, nach einer Weile, als ich genug von meinem Tanz um die Glühlampe hatte, auch von meiner Freude über meine gewonnene Freiheit, kam ein entscheidender Moment, an den ich mich heute noch ganz genau erinnere. Ich hielt inne und dachte: „Warte einmal! Nun bist du tot. Was passiert jetzt? Wo gehst du hin?"

Alles, was ich bis dahin über den Tod gehört oder gelesen hatte, besagte, daß man auf der anderen Seite jemanden treffen würde: einen lieben Verstorbenen, eine Lichtgestalt oder eine religiöse Gestalt. Aber ich entdeckte niemanden. Deshalb begann ich zu rufen, zumindest schien es mir, als würde ich rufen, denn ich vernahm entsprechende Laute. Ich rief: „Ist da irgend jemand? Ich bin tot. Ich bin hier. Kommt und holt mich ab. Ich bin bereit. Ist da irgend jemand?" Aber niemand antwortete mir, keine Seele kam mir entgegen. Ich weiß noch, wie seltsam ich das fand, weil ich erwartete, die verschiedensten Wesen zu treffen. Aber ich war ganz allein.

Im Schoß der Schöpfung

Je mehr ich zu denken begann, desto mehr formten sich wieder die Klümpchen in der Luft. Nur dieses Mal waren sie nicht grau, abstoßend und unangenehm, sondern sie waren durchscheinend und leuchtend, sie waren wirklich schön. Deshalb war ich nun auch geneigt, beides miteinander in Beziehung zu bringen: mein Denken und diese Klümpchen.

Je mehr ich dachte, desto mehr Klümpchen entstanden um mich herum. Ich brachte auch meinen Denkprozeß in Verbindung mit dieser außergewöhnlichen Substanz, die sich um mich herum in der Luft formte, sobald ich zu denken begann. Mir wurde klar, daß Gedanken Dinge sind, die Substanz und Masse haben.

F.L.: Sie meinen damit doch nicht physische Substanz oder Masse?

P. Atwater: Die Klümpchen schienen mir etwas Physisches zu sein, weil ich sie sehen konnte, weil sie Formen hatten. Alles, was ich genau sagen kann, ist, daß ich sie sehen konnte. Auch ich selbst konnte sehen, hören und fühlen. Ich konnte mich bewegen, und ich fühlte mich selbst als vollständige Individualität. Ich konnte sogar außerhalb meines Körpers besser sehen und hören als in meinem Körper. Ich konnte alle Farben und Formen sehr viel intensiver wahrnehmen, meine Wahrnehmungskraft war immens gesteigert, etwa verdoppelt, um einen Vergleich zu nennen.

Als ich erkannt hatte, daß diese Klümpchen sich in der Luft formten, wenn ich zu denken begann, entschied ich mich zu einem kleinen Experiment. Ich wollte herausfinden, wie ich diese Klümpchen kontrollieren, was ich alles mit meinem Gedankenprozeß machen konnte. Ich erinnerte mich wieder daran, wie sich während meiner ersten Erfahrung das Badezimmer völlig verändert hatte. Auch jetzt schien sich mir eine andere Dimension zu eröffnen, und es war mir, als würde ich in diese andere Dimension wechseln. Einerseits befand ich mich bei meiner Glühlampe und bewegte mich nirgendwohin, aber nach und nach veränderte sich die Dimension, in der mich befand, und wurde zu einer Dimension, die ich die Leere nennen möchte. Ich nenne sie die Leere, weil ich keinen anderen Namen dafür finden kann.

Das war ein Ort, an dem alles Farbe, Ton, Substanz, alles Schöpfung war. Alles, was es geben kann, war dort. Trotzdem war dort absolut nichts. Nichts war dort, aber gleichzeitig alles. Es war ein Ort, der schimmerte und glitzerte, aber es war eine andere Art von Glitzern, als man es gewöhnlich kennt. Das Erleben war wie das Gefühl, einen Wackelpudding zu berühren, und zwar in dem Moment, bevor er anfängt, auf die Berührung zu reagieren. Dieser Ort fühlte sich an wie der Moment, kurz bevor etwas geschieht, aber es ist noch nichts geschehen. Es war wie ein schwangerer Ort, eine Art Schoß der Schöpfung. Das ist der Ort, wo alles herkommt, obwohl dort nichts ist.

„Ich entbrannte in Schöpfungswut"

Als ich dort war, entschied ich mich, meine Experimente zu machen. Ich wollte ein Haus schaffen. Ich wollte sehen, ob ich meine Gedanken und meine Gedankensubstanz zusammenbringen könnte wie zu einem Laserstrahl, um damit ein Haus zu erbauen. Ich konnte wirklich etwas schöpfen, und es sollte eine ganz besondere Art von Haus werden. Und genauso, wie ich es jetzt hier erzähle, war ich fähig, das zu tun. Allerdings fühlte ich dabei einen Schmerz, wie wenn man im Winter zum ersten Mal Ski fährt und dabei entdeckt, daß man Muskeln besitzt, die man normalerweise nicht betätigt und spürt.

F.L.: Sie sprechen also über eine Art von Gedankenmuskeln?

P. Atwater: Ja, und plötzlich war da dieses Haus. Ich ging auf das Haus zu, konnte durch den Vorbau gehen, auch an die Tür klopfen. Ich öffnete die Tür, klopfte an die Fenster, ging um das Fundament herum und hatte dabei den Eindruck, daß es ein ganz reales Haus wäre. Und ich dachte dabei: „Das ist also ein lebloses Objekt, ob ich wohl auch ein lebendiges erschaffen kann?"

So entschied ich mich, einen Baum zu erschaffen, und zwar eine Eiche mit großen Wurzeln und riesigen Ästen. Es sollte eine mächtige Eiche werden. Und wieder war ich erstaunlicherweise in der Lage, diese Eiche zu erschaffen. Eigentümlicherweise tat es jetzt allerdings nicht weh. Der Schmerz war verschwunden, und vor mir stand mein von mir erschaffener Baum, sogar mit Insektenlöchern in der Rinde.

Ich war einfach überwältigt. Wahrscheinlich muß man es selbst erleben, um verstehen zu können, was mich in diesem Augenblick an Gedanken und Gefühlen durchzog. Und dann entbrannte ich in Schöpfungswut, und ich erschuf alles, alles, an das ich nur denken konnte: Häuser, Städte, Menschen, Müllcontainer, Katzen, Bücher, Stifte, Sonnen, Gras, Flüsse, Regen. Alles, was ich nur denken konnte, erschuf ich. Es war einfach wunderbar. Und ich erinnere mich, wie ich innehielt und einfach nur zusah, wie ich mit meinen Schöpfungen zusammen war. Ich hörte ihnen zu, folgte ihnen und fühlte sie. Es war unglaublich schön.

Wesensbegegnungen

Und dann spürte ich, daß ich alle meine Schöpfungen wegdenken sollte. Ich tat es, und weg waren sie. Gleichzeitig spürte ich in mir den Wunsch, meine Verwandten zu sehen, diejenigen, die ich liebte. Kaum hatte ich diesen Gedanken gedacht, waren sie da. Es erschien sogar ein Großvater, den ich nie zuvor gesehen hatte, weil ich nicht mit seiner Familie aufgewachsen war. Er kam zu mir, stellte sich mir vor und gab sich als mein Großvater zu erkennen. Zum ersten Mal hatte ich Gelegenheit, ihn kennenzulernen. Das war äußerst aufregend. – Jahre später forschte ich nach diesem Großvater und fand heraus, daß der Mann, den ich dort gesehen und getroffen hatte, wirklich mein Großvater gewesen ist, der lange vor mir gestorben war.

Plötzlich waren meine Verwandten wieder weg. Allerdings habe ich sie nicht weggedacht, sondern sie sind von allein verschwunden. Das nächste, an das ich mich erinnern kann, war, daß mir Jesus erschien. Ich meine wirklich Jesus

Christus! Es bestand weder der Wunsch noch die Notwendigkeit, ihn anzubeten oder auf die Knie zu fallen, sondern in mir schoß eine ungeheure Freude empor, daß vor mir mein älterer Bruder steht, den ich seit langer Zeit nicht mehr gesehen hatte. Ich lief zu ihm hin, umarmte ihn, und er umarmte mich. Beide lachten wir und erzählten uns Geschichten. Es war einfach wunderbar. Es war keine Zeit der Offenbarung, sondern eine des Wiedersehens.

Und dann verließ mich Jesus. Das war das erste Mal, daß ich mich ganz allein in der Leere befand oder daß ich zumindest das Gefühl hatte, ich sei allein in dem Nichts. Aber ich war nicht allein. Es war das erste und letzte Mal, daß ich mich selbst angeschaut habe, um zu sehen, wie ich aussehe. Und alles, was ich war, war nur ein ganz kleiner Fleck, ein kleiner Funke zwischen allen anderen Funken in dieser glitzernden Welt, die ich die Leere nenne. Ich war einer von den Milliarden, Billionen von Funken, die wahrscheinlich alles Menschen waren. Es waren dort so viele von uns, daß ich mich wie zu Hause fühlte, daß ich fast Ekstase verspürte, auf jeden Fall den höchsten Frieden, die friedvollste Zusammengehörigkeit und Einheit. Denn in diesem Moment wußte ich, daß ich eins bin mit all dem, was jemals war, was ist und was jemals sein wird.

Die Folgen aller Gedanken und Taten

In diesem Moment des Friedens, der Einheit und Verzückung brach plötzlich eine Wunde in mir auf. Sie entsprang innen und explodierte an der Oberfläche. Aus dieser Wunde entstand mein Lebensrückblick von der Geburt bis zum Tod. Allerdings war es nicht wie in einem Kino, so als würde man sein eigenes Leben noch einmal mit den Augen sehen. Für mich war es ein neues Erleben, und es war ein Neuerleben eines jeden Gedankens, den ich jemals gedacht, von jedem Wort, das ich irgendwann seit meiner Geburt einmal gesprochen, und von jeder Tat, die ich irgendwann einmal ausgeführt hatte. Gleichzeitig spürte ich die Folgen all meiner Gedanken und Taten für alle Menschen, die jemals in meiner Umgebung waren, ob ich ihnen nun begegnet bin oder nicht. Ich erlebte auch die Auswirkungen meiner Taten für Luft, Erde, Wasser und die Pflanzen.

Ich war zu diesem Zeitpunkt stark genug, alle üblen Folgen meines Wirkens auf Erden kennenzulernen und neu zu erleben. Und das war die Hölle für mich, wenn es überhaupt so etwas wie die Hölle gibt.

F.L.: Und wie sind Sie zurück in Ihren Körper gekommen?

P. Atwater: Als ich das angeschaut hatte, als ich es neu erlebt hatte, war es mir möglich zu erkennen, daß meine Phyllis-Persönlichkeit in Ordnung war. Zwar gab es viele Bereiche, die mir an dieser Persönlichkeit nicht gefielen, auch gefiel mir vieles nicht in ihrem Leben. Aber die Persönlichkeit, die ich die Phyllis-Persönlichkeit nenne, war in Ordnung. Diese Phyllis war hochmotiviert, ging in das Leben hinaus und handelte. Auch wenn sie hin und wieder Fehler machte, versuchte sie doch, ihr Bestes zu geben, und war verläßlich.

Ich fand das so faszinierend, daß ich dieser Phyllis-Persönlichkeit alle ihre Schwächen vergab. Ich vergab diesem Teil von mir alle Fehler. Und als dieser Moment der Vergebung eintrat, brach vor mir eine Explosion von Funken, Freude, Farben und Wundern auf. Sacht und leise schwebte ich sodann auf diesem Bett von Funken, beinahe wie auf Wellen, zurück in meinen Körper. Wiederum spürte ich, wie ich schrumpfen mußte und durch meinen Scheitel bis in meine Füße hinab in meinen Körper einzog.

Heller als 10.000 Sonnen

F.L.: Was gibt es von Ihrer dritten Nah-Todeserfahrung zu berichten?

P. Atwater: Bei meiner dritten Erfahrung verließ ich meinen Körper wirklich. Ich ließ ihn wirklich zurück. Ich erlebte nicht das Gefühl, in eine andere Dimension zu gehen. Dieses Mal flog ich durch das Dach des Hauses, in dem ich mich aufhielt, und allein das Erlebnis, durch diese Decke zu schweben, war für mich ungeheuer faszinierend. Meine Geistesaugen, wenn ich sie so nennen darf, sahen bei diesem Durchfliegen der Decke sämtliche Moleküle des Holzes und der Wärmedämmung. Ich konnte alles bis in die kleinste Einzelheit erkennen. Ich sah auch jedes Detail aller Materialien, aus denen das Dach bestand.

Und dann schwebte ich durch das Dachgeschoß und über das Dach hinaus. Auch hier nahm ich jede feinste Struktur des Daches wahr, während ich durch die Moleküle hinausschwebte.

Schließlich schwebte ich in den Nachthimmel hinaus und flog weit, weit weg von der Erde. Als ich zurückschaute, sah ich, wie die Erde immer kleiner und kleiner wurde. Und ich flog hinaus in den Nachthimmel, in den mit Sternen erfüllten Himmel. Ich flog auf etwas zu, was ich eine Lippe von Licht nenne. Es war die Form einer Lippe, aber es war Licht. Es ähnelte einem Spalt, so als ob das Universum einen Riß hätte. Ich wußte, daß ich dorthin wollte, und je näher ich zu dieser Lippe aus Licht kam, desto mehr spürte ich ein Kraftfeld, das mich in das Licht hineinzog. Und mit einem Mal war ich in einer lichterfüllten Welt. Es war ein ganz anderes Licht als jedes, das ich vorher gesehen hatte. Es war heller, strahlender und leuchtender als 10.000 Sonnen. Es war jenseits von allem, was ich kannte; es war ein Licht wie kein anderes. In dieser mit Licht erfüllten Welt befand ich mich nun.

Das Universum atmet

Vor mir befanden sich gewaltige Formen und Lichtgestaltungen. Sie glichen nichts, was ich bis dahin gesehen hatte. Sie waren so groß, gewaltig, ja gigantisch, daß ich sie Zyklone nennen möchte, weil mir kein besseres Wort dafür einfällt. Ich sah zwei Zyklone. Der eine war oben groß und weit und verjüngte sich nach unten zu einer Spitze mit einer schnauzenartigen Öffnung; der zweite befand sich darunter, mit der Spitze nach oben dem ersten zugewandt, und er verbreiterte sich nach unten. Und dort, wo die beiden Schnauzen aufeinander trafen, sich aber nicht berührten, entsprangen durchdringende Strahlen von Kraft. Das Ganze erinnerte an eine Sanduhr. Die Zyklone hatten keine geraden Seiten, sie waren ausgebeult und drehten sich mit ungeheurer Geschwindigkeit. Der obere Zyklon drehte sich im Uhrzeigersinn, der untere gegen den Uhrzeigersinn. Innerhalb dieser zwei Zyklone gab es wiederum drei verschiedene Drehbewegungen.

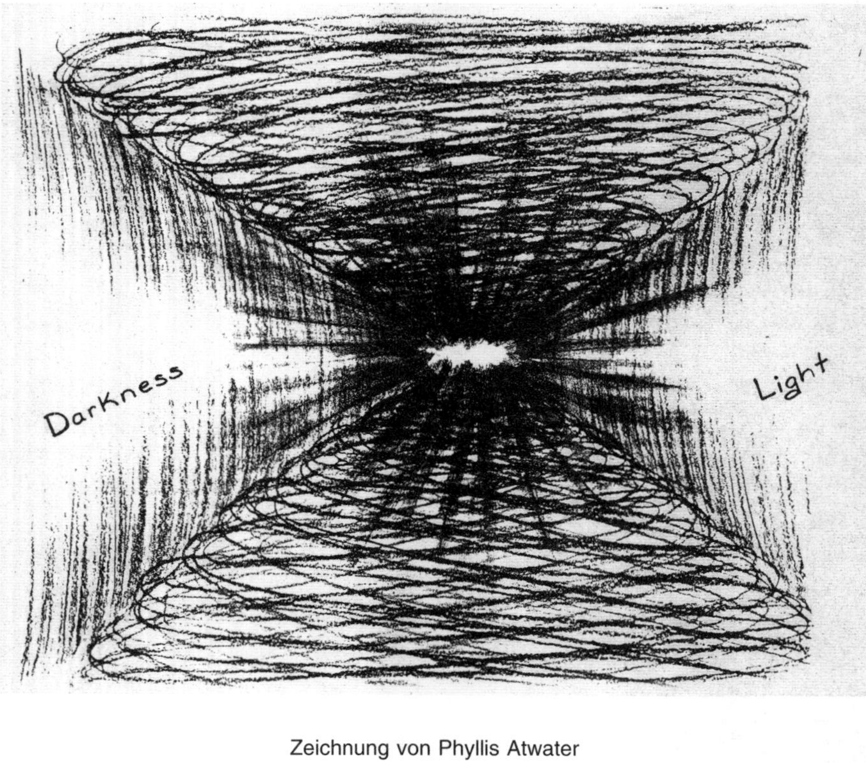

Zeichnung von Phyllis Atwater

Ich sah mich selbst – meine Phyllis-Persönlichkeit – im oberen linken Viertel des oberen Zyklons. Und in meiner Sicht zoomte ich diesen Punkt, holte diesen Ausschnitt heran, so daß ich diesen kleinen Bereich in einem größeren Ausschnitt sehen konnte. Und ich erkannte mein Phyllis-Selbst und sah, daß meine vergangenen Leben, mein gegenwärtiges Leben und alle meine zukünftigen Leben sich jetzt alle zur selben Zeit an demselben Ort abspielten. Und ich bemerkte andere Menschen, die ich kannte, und ich wußte, daß mit ihnen das gleiche geschah.

Ich sah, wie die beiden Zyklone mit Leben angefüllt waren. Alle Menschen, die dort waren, erlebten das gleiche. Es war, als wenn die einzige Bewegung in diesem Zyklon nur Ausdehnung und Zusammenziehung war. Es gab kein Unten und Oben, kein Rechts und Links, kein Vorne und Hinten. Die einzige Bewegung, die irgend etwas oder irgend jemand machte, war Ausdehnung und Zusammenziehung. Es war, als würde das ganze Universum atmen.

Im weiteren lenkte ich mein Interesse auf etwas anderes. Ich bemerkte nämlich, daß sich mein Leben, das ich im oberen Zyklon sah, im unteren Zyklon spiegelte. Es war so, als ob der eine Zyklon ein Spiegelbild des anderen war. Was oben geschah, geschah auch unten. Obwohl dies sehr faszinierend war, lenkte ich mein Interesse doch mehr auf die Kraftstrahlen an der Nahtstelle der beiden Zyklone. Ich wollte unbedingt dorthin, weil ich spürte, daß dies der Weg zu Gott sei. Und ich wollte ganz und vollständig zurück zu Gott.

Ich war auf dem Weg zu diesem Zentrum, als mich eine Stimme zurückhielt. Die Stimme, die ich hörte, war die meines eigenen Sohnes Kelly. In dieser Stimme lag mehr, als ich je auf der Erde gehört hatte, nämlich eine Art von Liebe, die mir so noch nie von ihm entgegengekommen war. Davon war ich so ergriffen, daß ich mich entschied, zur Erde zurückzukehren und zu sehen, ob ich es lernen könnte, auch eine solche Liebe auszubilden, wie mein Sohn sie gerade ausgedrückt hatte. Ich folgte seiner Stimme zurück zu meinem Körper. Allerdings reagierte mein Körper dieses Mal nicht, als ich zurückkam, denn er fühlte sich kühl und steif an. Und es dauerte eine Weile, bis ich ihn wiederbeleben konnte.

Verantwortung in jedem Moment des Lebens

F.L.: Als ich Ihre Bücher gelesen habe, schien es mir, daß Sie durch Ihre drei Nah-Todeserfahrungen jeweils eine höhere Stufe erreicht haben. Können Sie Ihre Erlebnisse von diesem Gesichtspunkt aus weiter charakterisieren?

P. Atwater: Ganz deutlich ist, daß meine Erlebnisse fortschreitend sind, eine Erfahrung führte zu der nächsten. Meine erste Erfahrung möchte ich als eine Art Einführung bezeichnen, die mir gezeigt hat, daß das Leben nach dem Tod weitergeht, daß es also keinen endgültigen Tod gibt. Ich lernte dadurch auch, daß ich vollkommen grenzenlos bin. Mit anderen Worten: Es war eine Einführung in andere Welten, in ein umfassenderes Bild, in einen fast unendlich scheinenden weitreichenden Plan.

Die zweite Erfahrung war sehr detailliert und reichhaltig. Ich lernte unzählige Dinge kennen, und vor allem erlaubte sie mir, diese neue Realität zu testen und zu erkunden. Ich lernte, wie unglaublich großartig diese neue Realität ist, vor allem, wie mächtig sie ist. Sie ermöglichte mir auch, mich selber zu erkennen und mich als ein göttliches Wesen zu begreifen. Ich konnte die Substanz bzw. die Kraft dessen, was wir Seele nennen, erfassen. Es wurde mir gewahr, daß ich selber eine Seele bin und daß diese Seele eine Erweiterung Gottes bzw. einer größeren Realität ist. Es wurde mir unmittelbar klar, daß ich ein göttliches Wesen bin, daß alle Menschen göttliche Wesen sind. Und in dieser unserer Göttlichkeit können wir miteinander verkehren, uns austauschen und uns umarmen. Wir lernen, wir wachsen und wir bereichern uns gegenseitig in unserem Wesen, in unserer Existenz.

Diese Erfahrung ermöglichte mir eine vollständige Erinnerung und ein umfassendes Wissen meiner Identität. Sie ermöglichte mir auch, daß ich auf die Bereiche meines Lebens zurückblicken konnte, von denen ich ein falsches Bild hatte, und zeigte mir, wie ich besser leben kann. Sie zeigte mir meine Fehler. Die zweite Erfahrung ermöglichte mir, wirklich zu verstehen, was Konsequenzen sind und was Verantwortung bedeutet, und zwar Verantwortung gegenüber dem göttlichen Teil in mir, eine Verpflichtung, die ich jeden Moment meines Lebens habe. So war es eine ungeheure Gelegenheit, mich mit mir selbst zu verbinden, zu erkennen, wer ich bin, was ich bin und was von mir erwartet wird. Ich lernte auch, was ich mit diesem Wissen alles tun kann.

Die dritte Erfahrung war eine Konfrontation. Ohne Vorbereitung wurde ich plötzlich mit der Schöpfung und mit dem, was der Schöpfung zugrunde liegt, konfrontiert. Seitdem habe ich viel Zeit dafür verwendet, diese dritte Erfahrung zu verstehen, weil sie mich nach wie vor verfolgt. Zwar war es keine negative bzw. höllische Erfahrung, aber sie hat mich geplagt, weil ich nicht wirklich verstehen konnte, was ich erlebt habe und was es bedeutete. Über die Jahre hinweg habe ich aber langsam verstanden, was ich geschaut habe, und weiß nun, daß diese Zyklone wirklich ein Teil der Struktur der Schöpfung sind. Ohne daß ich es wollte, sah ich das Schaffen der Schöpfung. Ich sah die geistige Substanz, bevor sie Materie wird, die Energie, die Kraft, die den Prozeß der Schöpfung in Bewegung setzt.

Das war für mich dermaßen überwältigend, daß es mich jahrelang verfolgt hat, bis ich schließlich gedanklich in der Lage war, an diesen Ort zurückzukehren, und dabei erkannte, was ich wirklich geschaut hatte. Ich schrieb es in meinen Büchern auf, vor allem in meinem letzten. In meiner Erinnerung stehe ich nun wieder diesen Zyklonen gegenüber und kann sie genau beschreiben.

Die drei Bücher

F.L.: Sie haben mir gegenüber erwähnt, daß Sie am Ende Ihres dritten Erlebnisses aufgefordert wurden, drei Bücher zu schreiben, und zwar eines für jede Erfahrung.

P. Atwater: So wurde es mir gesagt.

F.L.: Wie wurde Ihnen das mitgeteilt?

P. Atwater: In meinen Büchern und auch in meinen Seminaren spreche ich nicht über die verschiedensten Offenbarungen, die mir gezeigt wurden und die ich erfahren habe, während ich in meiner zweiten und dritten Nah-Todeserfahrung auf der anderen Seite war.

Am Ende der dritten Todeserfahrung, bevor ich die Zyklone verlassen habe, hörte ich eine donnernde Stimme. Sie fühlte sich an wie die Stimme Gottes. Es war eine unglaubliche Stimme. Alles reagierte auf diese Stimme. Und nach all den von mir geschauten Offenbarungen, nachdem alles geschehen war, sagte diese Stimme zu mir: „Prüfe die Offenbarung. Du mußt forschen und ein Buch über jeden Tod schreiben." Das erste Buch wurde nicht genannt, allerdings das zweite und das dritte.

F.L.: Meinen Sie, daß Ihnen die Titel der Bücher gesagt wurden?

P. Atwater: Ja, es wurden mir die Titel des zweiten und dritten Buches genannt.

F.L.: Wie lauteten die Titel?

P. Atwater: Der Titel des zweiten Buches lautete: „Future Memory" *(Zukünftiges Gedächtnis)*, und der Titel des dritten Buches: „Manual for Developing Humans" *(Handbuch für sich entwickelnde Menschen)*. Ich wurde mit dem vollen Wissen, was jedes Buch enthalten sollte, zur Erde zurückgeschickt. Das erste Buch sollte in einer Zusammenstellung alle meine Erfahrungen erfassen. Mir wurde die Aufgabe gestellt, zu analysieren, zu verstehen und zu erforschen, was das Zentrum, die grundlegende Bedeutung und Gesetzmäßigkeit dieser Erfahrungen ist. Was ruft solche verwandelnden Erfahrungen hervor? Was sind sie?

Welche Folgen haben sie im späteren Leben? Wie reagieren die Menschen darauf? Was machen wir mit diesen Erfahrungen?

Ich sollte beschreiben, was der Prozeß der Verwandlung ist und was dabei wirklich geschieht. Ich sollte nicht das schreiben, was ich darüber denke, sondern was bei diesem Verwandlungsprozeß wirklich abläuft. Dazu mußte ich Tausende von Menschen interviewen, um das herauszufinden. Ich mußte wirklich hinschauen und beobachten, was vor sich geht, und nicht das schreiben, was ich selber sehen wollte.

Das zweite Buch sollte meine Forschung auf eine höhere Stufe heben. In derselben beobachtenden Art sollte ich die Schöpfung und das Bewußtsein untersuchen. Was ist die Schöpfung? Was ist unsere innere und äußere Umgebung? Was ist das Leben? Was ist das Sein selbst, und was liegt ihm zugrunde? Ich mußte also Zugang zu der zentralen, das Sein bzw. die Schöpfung bewegenden Kraft finden. Dabei kam es nicht auf Traditionen, Glaubenssysteme oder irgendwelche von den Menschen benutzten Begriffe an, sondern es ging um das Eigentliche. Es ging darum, wie wir das Eigentliche des Seins erkennen und mit ihm arbeiten können.

Im dritten Buch, dem Handbuch für sich entwickelnde Menschen, geht es um einen weiteren Schritt, nämlich darum, wie wir unsere Identität verstehen können, wie wir unser Leben verändern können. Wenn wir diesen Prozeß der Verwandlung verstehen, können wir auch viel besser den Prozeß der Schöpfung, unsere Seele und Gott erkennen, und wir verstehen, wie wir dieses Wissen in unsere Persönlichkeit und unsere Lebensführung hineintragen können. In diesem Buch geht es darum, wie wir das Leben von einem anderen Gesichtspunkt aus führen und bereichern können und wie wir positiv, konstruktiv und schöpferisch leben können. Das dritte Buch ist wirklich ein Do-it-yourself-Buch.

F.L.: Das erste Buch, „Beyond the Light", ist bereits veröffentlicht, „Future Memory" wird diesen Winter erscheinen. Ich sehe nun, daß Sie an Ihrem dritten Buch, „Manual for Developing Humans", arbeiten. Wann wird es erscheinen?

P. Atwater: Voraussichtlich im Herbst 1996.

F.L.: Ist „Beyond the Light" wirklich Ihr erstes Buch?

P. Atwater: Nein. Davor erschien bereits „Coming Back to Life. The Aftereffects of the Near-Death Experience" (*Zurück ins Leben. Die Folgen der Nah-Todeserfahrung).* Dieses Buch ist eine Art Vorbereitung meiner Trilogie, deren Buch Nr. 1 „Beyond the Light" ist. „Coming Back to Life" basiert auf Interviews mit etwa 200 Menschen, die klinisch tot waren, während „Beyond the Light" auf über 3.000 Interviews mit Überlebenden, die alle Nah-Todeserfahrungen hatten, basiert. Es hat eine viel solidere Grundlage, und in diesem Buch bin ich mir sehr viel klarer über die physischen, psychologischen und weiteren Folgen der Nah-Todeserfahrungen geworden.

Vier Arten von Nah-Todeserfahrungen

F.L.: In dem Buch „Beyond the Light" schreiben Sie auch über die negativen Aspekte der Nah-Todeserlebnisse. Können Sie dazu etwas ausführen?

P. Atwater: Ich verwende den Ausdruck negativ nicht mehr, weil jede Erfahrung positiv oder negativ sein kann. Das hängt vom einzelnen ab. Ich kann nur vier allgemeine Arten von Erfahrungen skizzieren. Die erste nenne ich die Anfangserfahrung. Sie ist eine einfache und sehr direkte Erfahrung. Kinder haben meistens die Erfahrung dieser ersten Art. Dabei verläßt man seinen Körper für einen kurzen Moment und kommt gleich wieder zu ihm zurück. Es kann auch eine Begegnung mit dem Licht, mit einem Engel oder eine Begegnung mit dem liebevollen Nichts oder der freundlichen Dunkelheit sein. Das ist alles.

Die zweite Art der Erfahrungen sind die unerfreulichen oder höllischen, aber nur ein Drittel von ihnen sind wirklich höllisch. Die meisten sind unerfreulich, bedrückend oder angsteinflößend.

Die dritte Art sind die guten bzw. himmlischen Erfahrungen, die wir alle kennen. Und dann gibt es noch die übernatürlichen Erfahrungen, die sehr verschieden sind und alle Regeln brechen. Das sind die wirklich transzendentalen Erfahrungen, wie sie z.B. George Ritchie und Tom Sawyer gehabt haben.

Das sind die vier unterschiedlichen Erlebnisse von Nah-Todeserfahrungen. Daneben kann ein Mensch auch eine Art von Nah-Todeserfahrung haben, ohne dem Tod nahe zu sein. Das nennen wir heute nah-todesähnliche Erfahrungen.

F.L.: Was verstehen Sie unter diesen nah-todesähnlichen Erfahrungen?

P. Atwater: Die Menschen sind nicht klinisch tot, sondern durchleben eine dramatische Situation, z.B. einen Schock oder ein anderes plötzliches Ereignis, das diese Erfahrungen hervorruft.

F.L.: Planen Sie, weitere Bücher zu schreiben?

P. Atwater: Im Februar 1995, während einer Meditation, wurde mir gesagt und gezeigt, daß ich zurück zu meinen Forschungen gehen solle, die ich früher einmal mit Kindern gemacht habe. Ich sollte neu forschen und ein weiteres Buch über Nah-Todeserfahrungen von Kindern herausbringen. Bis zu dieser Meditation hatte ich den Eindruck, daß das, was wir über Nah-Todeserfahrungen von Kindern wissen, nicht dem entspricht, was diese Kinder dabei wirklich erleben. Wir kennen Nah-Todeserfahrungen aus der Perspektive der Erwachsenen, nicht aus der der Kinder, und dabei übersehen wir sicherlich vieles. Nach meiner

Buch-Trilogie wird es also ein weiteres Buch über die Erlebnisse von Kindern geben.

F.L.: Werden Sie dieses Buch aus dem Blickwinkel der Kinder schreiben, also nicht als Erwachsener, der die Erlebnisse der Kinder beurteilt?

P. Atwater: Ja und nein. Ich bin natürlich ein Erwachsener und eine Forscherin und muß aus diesem Blickwinkel schreiben. Ich werde aber versuchen, mich möglichst weit in die Situation der Kinder hineinzuversetzen, um die Erfahrung mit ihren Augen zu sehen, und werde beobachten, was die Kinder im Leben nach dieser Erfahrung tun, was ihnen begegnet und wie sich diese Begegnungen auf die Gefühle und Lebenseinstellungen der Kinder auswirken. Ich werde das so gut ich kann vom Gesichtspunkt der Kinder darstellen.

Die sieben Jahre nach der Nah-Todeserfahrung

F.L.: Ich möchte noch auf einen anderen Aspekt zu sprechen kommen. Was geschieht mit einem Menschen, nachdem er eine Nah-Todeserfahrung erlebt hat? Sie selbst sind zu dem Schluß gekommen, daß der Überlebende durchschnittlich sieben Jahre benötigt, bevor er sich selbst wieder ganz in das Leben integrieren kann. Was geschieht während dieser sieben Jahre?

P. Atwater: Diese sieben Jahre heben sich ganz deutlich hervor. Einige benötigen noch eine längere Zeit. Aber das Muster ist auffallend und schlüssig. Die ersten drei Jahre sind eine Art Wiederentdeckung der Individualität. Es ist eine sehr selbstbewußte, selbstzentrierte Zeit, in der die Überlebenden sehr in sich gekehrt sind und neu entdecken müssen, wie es ist, auf der Erde zu leben und mit diesem Leben umzugehen. Sie sind sehr mit sich selbst beschäftigt. Im vierten Jahr – und dieses vierte Jahr zeichnet sich deutlich ab – scheinen sie plötzlich aufzuwachen. Sie erwachen für etwas außerhalb von ihnen: für die Welt, für die Menschen, für die ganze Gesellschaft, die Arbeit, die finanziellen Verhältnisse, für Kirchen oder andere spirituelle Gruppen, kurz: Sie erwachen für die Welt, in der wir leben, und für die sozialen, zwischenmenschlichen Verhältnisse. Die drei ersten Jahre sind dagegen ganz dem Individuellen, dem Selbst gewidmet.

F.L.: Wie werden die Menschen innerhalb dieser ersten drei Jahre von ihren Mitmenschen wahrgenommen?

P. Atwater: Es ist so, als ob sie sehr egoistisch, kalt und gefühllos seien. In Wirklichkeit ist dies aber nicht der Fall, denn diese Menschen sind eigentlich sehr warm, liebevoll und freundlich. Ihr innerer Mittelpunkt hat sich allerdings radikal gewandelt, denn sie sind fast ausschließlich mit sich selbst beschäftigt, weil sie herausfinden wollen, was es heißt, ein Selbst zu sein, und was es heißt, wieder auf dieser Erde leben zu können.

Ich nenne Ihnen ein Beispiel, das mir eine Frau aus Kanada berichtete: „Jedes Mal, wenn ich ein neues Wort höre, laufe ich zum Wörterbuch und lese stundenlang darin. Es ist so aufregend, neue Wörter zu suchen und zu entdecken, daß diese Wörter eine Bedeutung haben." Es ist so, als ob jetzt alles eine Bedeutung hat: der Mixer, der Teppich, das Auto, alles ist neu. Man fragt sich z.B.: Warum und wie funktioniert das? Was ist das? Es ist ein ungeheurer Durst nach Wissen. Man will wachsen, man will lernen und will zugleich auch alles sein. Der Wunsch zu lernen ist so stark, daß er oft zu einer Art Sucht wird. Es kann sogar passieren, daß die Familie von einem denkt, man sei geisteskrank, auch wenn man es natürlich nicht ist. Man will alles neu lernen, neu erforschen, und man ist sehr mit sich selbst beschäftigt: Was kann ich lernen? Was kann ich tun? Wer bin ich? Wie drücke ich mich selbst aus?

F.L.: Und was geschieht dann im vierten Jahr?

P. Atwater: Das vierte Jahr ist der Dreh- und Angelpunkt von allem. Es ist wirklich der Gipfel, auf dem sich alle Kräfte wandeln. Das Bewußtsein verschiebt sich, und plötzlich hat man ein viel stärkeres Bewußtsein von anderen Menschen, wie die anderen Menschen denken, wie das eigene Handeln diese berührt. Es ist wie ein Weckruf, daß man nicht allein ist in der Welt. Auf dieser Welt lebt eine ungeheure Menge von Menschen, und man ist bestrebt, herauszufinden, was sie denken, was sie fühlen und wie die Gesellschaft, ja sogar die ganze Welt funktioniert. Diese zweite Phase beginnt im vierten Jahr und hält bis zum Ende des siebten Jahres an.

Dabei integriert man sich wieder in die Gesellschaft, man ist viel bewußter und interessierter an dem, was andere Menschen fühlen und was sie arbeiten. Man überlegt, was man selber tun kann und wie man mit anderen Menschen Kontakt aufnimmt. Man taucht wieder in seiner eigenen Arbeit unter, genauso in der Familie und in der großen Gemeinschaft der Gesellschaft. Man interessiert sich für Bücher und dafür, wie das Geld ausgegeben wird, z.B. ob es einem guten Zweck dient. Man interessiert sich für seinen Beruf und für die Frage, ob man mit seinem Beruf die Gesellschaft verbessern kann. Man interessiert sich für die eigene Familie und dafür, was man selber tun kann, um seiner Familie zu helfen. Eigentlich ist es ein Dienen, ein Staunen und Erforschen des anderen.

So kehrt man von diesem vierten Jahr an zur Gesellschaft zurück, und es ist so, als ob man neu lernen müsse, ein Teil dieser Gesellschaft zu werden. Allerdings lebt man in der Gesellschaft jetzt mit dem Hintergrund dessen, was man während des Todes gelernt und erlebt hat. Man möchte also seine eigenen

Erlebnisse, die man während der Nah-Todeserfahrung gehabt hat, der Gesellschaft übermitteln. Man ist bestrebt, auf irgendeine Weise etwas zu verändern.

F.L.: Obwohl es zunächst so scheint, als ob die Nah-Todeserfahrung nur das Individuum betrifft, hat sie letzten Endes also eine soziale Auswirkung?

P. Atwater: Ganz genau. Nach dem siebten Jahr haben die meisten Menschen – wenn auch nicht alle von ihnen – ihre Füße wieder fest auf dem Boden, sind konstitutionell stabil, im Leben praktisch integriert. Sie stehen also in dieser Welt als eine neue Persönlichkeit.

F.L.: Nach diesem siebten Jahr wird die Verwandlung also deutlich sichtbar?

P. Atwater: Ja, man ist jetzt wirklich eine neue Persönlichkeit und man fühlt sich auch dementsprechend. Das kann man sogar auf Fotos erkennen, die vorher und nachher von den betreffenden Menschen gemacht wurden.

Teilnehmer an der wunderbaren Erfahrung des Lebens

F.L.: Das heißt, daß die Nah-Todeserfahrung gleichzeitig eine Art Wiedergeburtserfahrung ist, die einen Zeitraum von sieben Jahren in Anspruch nimmt?

P. Atwater: Ja. Der Prozeß dauert sieben Jahre, und die Nah-Todeserfahrung ist dafür der Auslöser. Ich habe auch herausgefunden, daß die Nah-Todeserfahrung alles verstärkt und vorantreibt, was potentiell im Menschen veranlagt ist. Sie bringt eigentlich nichts Neues, sondern bringt das, was in der Tiefe der Seele des Menschen verborgen ist, zur Oberfläche, so daß diese Qualitäten sich vertiefen und ausdrücken können. Der Kern des latent Vorhandenen wird zum Ausdruck gebracht.

Die Nah-Todeserfahrungen sind also ein Mittel, ein Werkzeug für die innere Heilung und das innere Wachstum. Das ist das Ergebnis dieser Erfahrungen. Es ist eine unglaubliche Chance für das Individuum, alles das zu heilen, was in seinem Leben der Heilung bedarf, so daß der Mensch anschließend wachsen und sich entwickeln kann und seinen weiterer Lebensweg in einer verantwortlicheren und positiveren Art und Weise beschreiten kann. Man weiß mehr, man kann mehr, man ist in jedem Augenblick des Lebens sehr viel bewußter, und man weiß, was man in jedem Augenblick seiner Lebenszeit zu tun hat.

Wir haben in unserem Gespräch auf die Menschen im allgemeinen geschaut, vielleicht etwas zu sehr verallgemeinert, denn es gibt auch immer Ausnahmen. Aber was ich ausgeführt habe, gilt für die meisten Menschen, die diese Nah-Todeserfahrungen erlebt haben. Diese Menschen werden nicht nur sehr viel selbstbewußter, sondern auch verantwortlicher und aufgeschlossener, so als ob sie Teilnehmer der wunderbaren Erfahrung werden, die wir das Leben nennen.

Liebt das Böse gut!

Interview mit Tom Sawyer

von Florin Lowndes

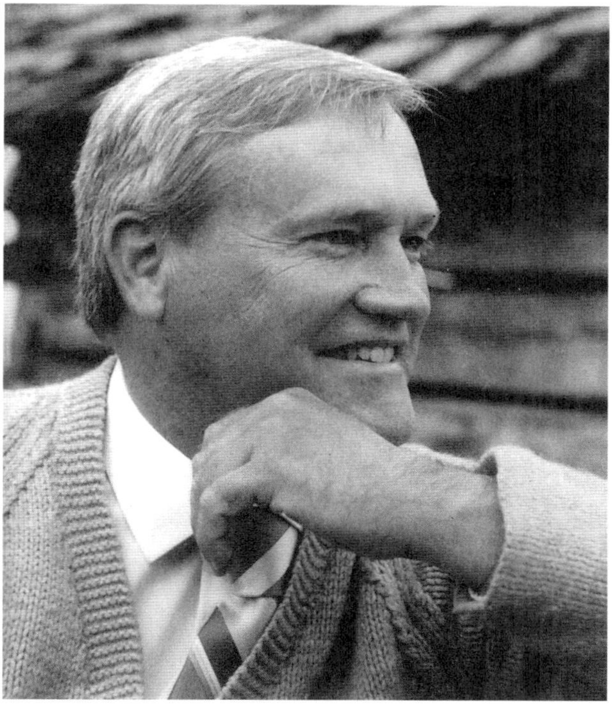

© Foto: Studio Brunner

Tom Sawyer – *ja, tatsächlich derselbe Name wie der berühmte Held des Romans von Mark Twain. Tom Sawyer, geb. 1945, ehemaliger Profiradrennfahrer, ist Angestellter der Stadtverwaltung in Rochester, New York, und arbeitet praktisch in der Müllbeseitigung und sitzt im Winter auf dem Schneepflug.*

Veröffentlichungen: „What Tom Sawyer Learned from Dying", 1993, geschrieben von Sidney Sailor Farr, die Tom Sawyers Berichte und Erzählungen in Buchform gefaßt hat. Ein zweites Buch ist gegenwärtig in Vorbereitung. Das erste Buch über Tom Sawyer wird 1996 in deutscher Übersetzung im Flensburger Hefte Verlag erscheinen.

Die Nah-Todeserfahrung von Tom Sawyer fand am 23. Mai 1978 statt. An diesem Tag versuchte er, seinen Lastwagen zu reparieren. Während er unter dem Motor arbeitete, senkte sich der vordere Teil des Lastwagens in ein Loch, das sich unbemerkt unter dem Asphalt gebildet hatte, und krachte auf ihn herunter. Tom Sawyers Brustkorb wurde bis zu einer Dicke von nur neun Zentimetern zusammengedrückt; so wurde es im Krankenhaus gemessen. Der Brustkorb wurde von zwei Achsenschrauben eingedrückt und an die Achsen „genietet", seine Leber wurde ebenfalls zusammengepreßt. Das besonders Erstaunliche war, daß dabei keine Rippe gebrochen wurde! Die Ärzte der Intensivstation waren ratlos, weil so etwas bisher in der Medizin nicht vorgekommen war. Nur bei Kindern bis zum Alter von drei Jahren bleiben die Rippen so nachgiebig, daß solche Verbiegungen ausgehalten werden. (Vgl. dazu auch das Interview mit Raymond Moody in FLENSBURGER HEFTE 11, „Tod und Sterben", S.20 f.)

Die Essenz Gottes

Florin Lowndes: Wurden Sie während Ihrer Nah-Todeserfahrung mit einem Lichtstrahl konfrontiert?

Tom Sawyer: Ja, das geschah, als ich an das Ende des Tunnels kam. Zunächst erschien in der Ferne ein kleiner Lichtstrahl. Aber als ich dem Tunnelende weiter entgegenglitt, konnte ich das Licht immer deutlicher sehen. Es wurde schließlich so stark, daß es mich geblendet hätte, wenn ich es mit meinen physischen Augen hätte anschauen müssen. Allerdings hatte ich dabei kein schlechtes Gefühl, denn es war das Schönste, was ich je erlebt habe.

Vielleicht darf ich zu Beginn unseres Gespräches betonen, daß ich alle meine Erlebnisse natürlich nicht mit meinen physischen Augen geschaut habe, denn vergessen wir nicht, ich war klinisch tot und konnte meinen Sehsinn oder irgendeinen anderen physischen Sinn nicht benutzen.

Das Licht, das ich sah, war nicht nur leuchtend und schön, es war einfach vollkommen. Es strahlte mir in einer Form von unmittelbarer Kommunikation entgegen, die ich *überstrahlende telepathische Kommunikation* nennen möchte. Diese Erfahrung hat mich unmittelbar zu der Überzeugung geführt: Das ist die Essenz Gottes! Diese Essenz Gottes beinhaltet *totales Wissen,* Allwissen, und unbedingte Liebe, und ich durfte ihr begegnen.

Ich fragte mich, was mit mir geschehen wird, und da habe ich gespürt, daß jede Frage sofort von Gott beantwortet wird. Ich erlebte das totale Wissen. Eine Chronologie der Ereignisse gab es dabei nicht, weil die überstrahlende telepathische Kommunikation unmittelbar stattfindet. Alles ist Gegenwart, es vergeht keine Zeit. Die Kommunikation, die stattfand, war grandios und ungeheuer wertvoll. Es ist einfach unbeschreiblich. Ich habe versucht, mein Erlebnis mit Musik, mit Zeichnungen, in Gesprächen oder durch Gedichte auszudrücken. Aber immer wieder war ich dabei total unzufrieden, weil dieser kommunikative Prozeß einfach nicht beschreibbar ist. Auch jetzt, während wir über mein Erlebnis sprechen, über den Himmel, Gott und das Licht des Christus, fällt es mir sehr schwer, meine Erfahrungen in exakte Begriffe zu bringen.

Die Macht des totalen Wissens

F.L.: Können Sie etwas konkreter beschreiben, wie Sie das totale Wissen erlebt haben?

T. Sawyer: Das Erlebnis dieses totalen Wissens ist nicht einfach zu beschreiben. Es wurde mir geschenkt, es war ein Geschenk der Liebe. Gott liebt uns und stellt uns dieses totale Wissen zur Verfügung. Man muß sich dafür nicht qualifizieren oder etwas bezahlen. Es wurde mir unmittelbar gegeben. Dabei spürte ich die unendliche göttliche Macht. Diese ist nicht zu vergleichen mit der Kraft bzw. Macht der geballten Faust, auch nicht mit der männlich-dominanten Macht. Sie ist die Macht des totalen Wissens, und alles geschah unter den Fittichen der Liebe.

Das Wissen wurde für mich ausgestrahlt, und es gab mir auch die Erklärung und Beurteilungsgrundlage für alles, was ich wissen mußte, um die Entscheidung treffen zu können, ob ich zum normalen Leben zurückkehren wollte oder nicht. Wenn ich zurückkehren wollte, so würde es geschehen, und zwar sofort, ohne irgendwelche Bedingungen oder andere Folgen. Es würde einfach geschehen. Ich hatte auch die Möglichkeit, in diesem Bereich zu bleiben und in totaler Übereinstimmung mit diesem Licht weiter in den Himmel zu kommen.

Vorher mußte ich aber einen kompletten Lebensrückblick durchleben. Nachdem ich die ersten 33 Jahre meines Lebens angeschaut und wiedererlebt hatte, entschied ich mich, zu bleiben und ein Teil dieses Lichtes zu werden. Daraufhin war ich nicht nur auf einer Wellenlänge mit dem totalen Wissen, sondern ich durfte erleben, ein Teil des totalen Wissens selbst zu werden. Ich erlebte auch nicht nur das Gefühl der göttlichen Macht, sondern wurde mehr und mehr auch zu einem Teil von ihr. So wurde ich also zu einem Teil des totalen Wissens und der unmittelbaren Liebe, was jetzt, wo ich hier sitze und mit Ihnen spreche, leider nicht mehr der Fall ist.

Ich habe keine Erklärung dafür, warum ich trotz meiner gegenteiligen Entscheidung in mein physisches Leben zurückkehrte. Ich wurde einfach durch den

Tunnel zurückgetrieben. Zwar war das nicht unangenehm, aber es entsprach nicht meinem Wunsch, denn ich wollte dort im Bereich des Lichtes bleiben. Trotzdem war es auch nicht niederschmetternd, sondern es geschah einfach, und so überlebte ich meinen Unfall. Das war das Ende meines Nah-Todeserlebnisses.

Nach ein paar Tagen, als ich wieder zusammenhängend denken konnte und die unerträglich qualvollen Schmerzen nachließen, war ich wie verändert. Das Wichtigste dabei war, daß es mir bewußt wurde, daß ich mich verändert hatte. Zwar war ich immer noch Tom Sawyer mit allen meinen Verpflichtungen. Ich wußte natürlich auch, wer ich bin, aber meine Lebenseinstellung hatte sich maßgeblich geändert. Vor allem hatten sich mein Herz und alle meine Wertvorstellungen verändert. Mein Bewußtsein war davon bestimmt, das beschriebene totale Wissen erlebt zu haben. Natürlich war ich auch ziemlich frustriert, nicht länger an diesem Wissen teilhaben zu können. Allerdings konnte ich mich an Einzelheiten dieses totalen Wissens erinnern, wobei es verblüffend war, daß dies oft Dinge waren, die ich zuvor nie gelernt oder gedacht hatte, die ich manchmal nicht einmal verstehen konnte.

Ich möchte nicht den Eindruck der Überheblichkeit erwecken, daß ich etwa intelligenter als andere geworden wäre, aber ich wußte auch von Dingen, die zu dieser Zeit noch niemand anders erfahren hatte. Ich hatte eine Art Vorauswissen erlangt.

Können Sie sich meine Gefühle vorstellen, die bei diesem totalen Wandel in meinem Leben hervorgerufen wurden? Ich konnte mich immer ein wenig an die ungeheure und wunderbare Vollkommenheit erinnern, die ich erlebt hatte, gleichzeitig erinnerte ich mich aber auch an die demütigende Erfahrung, alle Schwächen und Unzulänglichkeiten meines menschlichen Wesens kennengelernt zu haben.

Teil des Lichtes

F.L.: Können Sie näher beschreiben, wie Sie selbst ein Teil des Lichtes wurden, das Licht aber zugleich die Essenz Gottes ist?

T. Sawyer: Die Essenz Gottes ist das totale Wissen, das alles beinhaltet, alles, an das wir denken können, und vieles mehr. Mit der bloßen Logik ist Ihre Frage nicht zu beantworten. Zum einen war ich Teil des Lichtes, zu dem ich gehörte, das mich umfaßte und durchstrahlte, zum anderen fühlte ich mich als Tom Sawyer dem Licht gegenübergestellt. Dieses Paradoxon erkannte ich und erfaßte es trotzdem als ein einheitliches Erleben.

In der Totalität dieses Lichtes war auch die Essenz von Jesus Christus. Er war ein ganz besonderer Teil dieses Lichtes, und es war eine besondere Erfahrung, das zu erleben. Er war stärker als alles andere in diesem Licht, und er war das Licht selbst.

Die Totalität des Lichtes stellt man sich vor dem inneren Auge am besten so vor, daß der gesamte Raum lichtdurchflutet ist. An manchen Stellen ist das Schimmern und Leuchten des Lichtes besonders hervorgehoben, hat einzigartige Merkmale, die den Gesamteindruck nicht stören, aber jeweils verändern, so daß die Aufmerksamkeit auf diese Stellen gelenkt und konzentriert wird. Es wäre nicht richtig zu sagen, daß es einen Unterschied zwischen dem spirituellen Aspekt von Jesus Christus und der Essenz Gottes, dem Licht, gibt; zumindest habe ich ihn nicht erlebt. Trotzdem konnte ich denjenigen Teil des Lichtes erkennen, der das Antlitz Jesu Christi repräsentiert.

Ich bin auf zweierlei Weise von der Existenz Christi überzeugt. Zum einen durch das Erleben des totalen Wissens während meiner Nah-Todeserfahrung, zum anderen durch mein Wissen von dem historischen, verkörperten Jesus und dem von Christus durchdrungenen Jesus. Der wichtigste Aspekt meiner Nah-Todeserfahrung ist, daß ich Christus in seinem rein geistigen Wesen so erlebt habe, wie er für alle Ewigkeit existiert.

Viele Menschen fragen mich natürlich, wie denn Jesus ausgesehen habe, aber weil sie nur an den Menschen Jesus denken, vermeide ich es normalerweise, diese Frage zu beantworten. Ich möchte niemandem mit meinen ungenügenden Mitteln nahebringen, wie Christus übersinnlich geschaut werden kann. Allerdings ist dieses Wissen heute für jeden Menschen erreichbar. Ich sehe es zur Zeit aber nicht als meine Aufgabe an, es zu vermitteln. Zwar habe ich einige Versuche gemacht, aber ich war mit dem Ergebnis nie zufrieden, weil ich gemerkt habe, daß die Menschen es nicht verstehen, was ich zu beschreiben versuche. Sie dachten zu materialistisch oder zu menschlich und haben nicht verstanden, was ich verzweifelt versucht habe, ihnen zu vermitteln. Solange sie in ihrem materialistischen Denken verhaftet bleiben, können sie es auch nicht verstehen.

„Ich konnte jede Täuschung erkennen"

F.L.: Woher wußten Sie selbst, daß es Christus war? Wie konnten Sie wissen, daß sie nicht von einem anderen Wesen getäuscht werden?

T. Sawyer: Ich habe absolut keinen Zweifel an dem, was ich erlebt habe. Ich durfte dieses totale Wissen erfahren und der Art von Liebe begegnen, die Gott ist. Das ist die unbedingte Liebe, das ist Agape. Diese Liebe habe ich so unmittelbar erlebt, daß ich wußte, daß sie nichts anderes als Gott sein konnte. Hinzu kommt etwas, das ich nur sehr schwer beschreiben kann. Durch die Erfahrung des totalen Wissens ergaben sich mir unmittelbare Charakteristika, durch die ich jede Täuschung sofort erkennen konnte. Ich lebte in der Wahrheit, so daß ich in der Lage war, auch die subtilste Täuschung in jedem Bereich meiner Nah-Todeserfahrung aufzudecken.

F.L.: Sie konnten tatsächlich jede Täuschung unmittelbar erkennen?

T. Sawyer: Genau. Wer das Licht des Christus erlebt, kann nicht getäuscht werden. Das wunderbare Licht, das strahlender und leuchtender ist als alles, was man überhaupt erleben kann, die unbedingte Liebe, die einen umfaßt, und das totale Wissen, ermöglichen es, jede Täuschung zu erkennen.

Und diese Fähigkeit ist mir auch in den Jahren nach meiner Nah-Todeserfahrung erhalten geblieben. Sie hat mir oft schwer zu schaffen gemacht, weil sie meine Gefühle verletzt hat. Wenn Menschen, die mir nahestehen, z.B. meine nächsten Verwandten, wenn Menschen, die mich lieben, versuchten, mich zu täuschen, so hat es mir oft fast das Herz gebrochen.

Zwar bin ich in den letzten 17 Jahren etwas abgehärteter gegenüber dieser Fähigkeit geworden, so daß ich damit jetzt besser zurechtkomme, aber bei den ersten Malen, als mich ein geliebter Mensch, z.B. meine Frau Elaine, auch nur im geringsten zu täuschen versuchte, fiel es mir sehr schwer, das zu verkraften.

Der Blick in die Zukunft

F.L.: In Ihrem Buch weisen Sie auf Veränderungen hin, die in unserer Zeit eintreten werden. Was wurde Ihnen gezeigt?

T. Sawyer: Ich habe mit vielen Menschen gesprochen, die hellsichtig sind, aber ihre Hellsicht ist eine andere als das, was ich erlebt habe. Deswegen nenne ich meine Erfahrung die *unbeschränkte Hellsichtigkeit.* Unbeschränkte Hellsichtigkeit beinhaltet den Aspekt eines Vorauswissens von zukünftigen Geschehnissen. In meiner Nah-Todeserfahrung habe ich solche zukünftigen Ereignisse erfahren, zwar nicht direkt als integraler Bestandteil, aber doch immer am Ort des Geschehens. Es war wie eine Astralreise, durch die man ein Wissen von einem anderen Ort oder einer anderen Zeit bekommt. Es war so, als würde man etwas aus einer anderen Zeit erleben und sich auch dort befinden, wo es sich ereignet.

Ich erlebte diese Ereignisse in voller Deutlichkeit und Wirklichkeit, so als würde ich sie mit allen meinen Sinnen während des normalen Lebens verfolgen. Dabei konnte ich sämtliche Einzelheiten der Geschehnisse und das Innenleben aller beteiligten Menschen erkennen, ich konnte ihre Liebe und ihren Haß erkennen. Ich wußte auch bis in die Einzelheiten um den zeitlichen Ablauf der Ereignisse.

F.L.: Das ist also mehr als das, was man normalerweise eine Vision nennt?

T. Sawyer: Ja. Ich habe eine große Achtung vor Visionen, vorausgesetzt, daß sie zuverlässig sind. Meine Erfahrung ist aber etwas anderes gewesen. Ich möchte nicht elitär wirken, aber die unbeschränkte Hellsichtigkeit, über die ich spreche, ist etwas anderes. Ich habe z.B. von einem Geschehnis eine Erinnerung, obwohl es noch nicht passiert ist. Die Erinnerung ist so genau, als hätte ich dieses Ereignis bereits in der Wirklichkeit auf Erden erlebt.

Schnee im Sommer

F.L.: Ihnen wurde ein Vorauswissen von vielen zukünftigen Ereignisse gegeben. Sie heben in Ihren Schilderungen das Jahr 1998 als ein besonderes Jahr hervor, weil in diesem Jahr herausragende Veränderungen auf der Erde stattfinden können. Allerdings haben Sie diese in Ihrem Buch nicht näher benannt. Könnten Sie einmal eine davon beschreiben?

T. Sawyer: Zunächst möchte ich vorausschicken, daß zwischen 1995 und 1998, also noch vor der Jahrtausendwende, einige schöne und wunderbare Ereignisse stattfinden werden. Wenn mir normalerweise diese Frage gestellt wird, kann ich mich oft nicht des Eindrucks erwehren, daß die meisten Menschen nur darauf aus sind, Sensationen zu hören, und nur an den traurigen, negativen, katastrophalen Ereignissen interessiert sind. Zwar werde ich diese beschreiben, aber ich möchte energisch betonen, daß zur gleichen Zeit wie in einer Art Gegengewicht auch andere schöne, wunderbare Dinge geschehen werden.

Eine gravierende Veränderung wird in den klimatischen Verhältnissen auftreten. Unser gewohntes Klima wird sich verändern. In den nächsten Jahren, und besonders 1998, werden wir erleben, daß die Wetterverhältnisse sehr extremen und dramatischen Schwankungen unterworfen sein werden und daß diese Schwankungen z.B. innerhalb von drei Tagen oder sogar innerhalb weniger Stunden eintreten können. Angenommen, die Temperatur ist +22° C, und nun fällt sie auf –2° C. Normalerweise würde dies einige Tage dauern und nur während des Wechsels von einer Jahreszeit in die andere geschehen. Was ich aber zu beschreiben versuche, ist, daß wir z.B. mitten im Sommer Temperaturschwankungen von mindestens 20° C in wenigen Stunden erleben werden.

Die dramatischen Wetterverhältnisse werden auch Winde mit einer Geschwindigkeit von mehr als 300 km/h bringen. Ich erwarte auch Schnee in der warmen Jahreszeit, z.B. im späten Frühling oder sogar während des Sommers. Natürlich wird das nicht überall auf der Erde eintreten, aber doch in verschiedenen Gebieten der nördlichen gemäßigten Klimazone. Es wird auch nicht jeder

Tag chaotische Wetterverhältnisse bringen, aber über das Jahr werden zahlreiche Rekorde gebrochen werden.

Die Beziehung zwischen der menschlichen Spiritualität und dem Wetter

F.L.: Wird das auch bedeutende Folgen für das menschliche Leben haben?

T. Sawyer: Es gibt eine Beziehung zwischen der menschlichen Geistigkeit und der Geologie, dem Wettergeschehen und unserer Atmosphäre. Diese Beziehung entspricht einer Kausalität von Ursache und Wirkung, es ist eine direkte Beziehung. Die meisten Menschen sind sich dessen natürlich nicht bewußt. Aber unsere Geistigkeit hat einen Einfluß auf das Wetter.

Denken wir daran, daß die Erde eine lebendige Ganzheit ist und daß wir Menschen ein integraler Bestandteil dieser Ganzheit der Erde sind. Die Erde versucht beständig, mit einer liebevollen Geste ihr Antlitz bzw. ihre vergiftete Natur zu reinigen und zu regenerieren. Das bezieht auch uns Menschen, unsere Umwelt, unsere Heimat mit ein. In dem Bestreben, unsere Geistigkeit zu stärken, kann das Wesen Erde aus sich heraus einen Sturm, ein Erdbeben, einen Vulkanausbruch hervorrufen, allerdings nicht als Strafe, sondern als plötzliche Reinigung.

Was passiert normalerweise nach einem größeren Unglück? Die Menschen empfinden Mitleid mit den Betroffenen und fühlen den starken Impuls zu helfen. Sie sagen, bildlich gesprochen: „Schau her, ich habe so viel Platz, warum teile ich diesen Platz nicht mit Dir? Bring Deine Familie hierher. Komm her zu mir, auch wenn wir bisher Feinde gewesen sind.“ Die Menschen werden fähig, neue Gedanken zu denken, und wenn nichts anderes hilft, dann beten sie zu ihrem Gott. Sie werden aufgerüttelt und fangen an, sich mit dem Sinn ihres Lebens, mit ihrer Religion und Spiritualität zu befassen. So merkwürdig es vielleicht auch klingen mag, die Menschen werden durch Unglücke in ihrer Geistigkeit gestärkt. Sie werden durch ein Unglück gezwungen, zu lernen und geistige Begriffe zu denken.

Oft kommt man ja durch eine Erschütterung oder einen Schicksalsschlag dazu, daß man zu beten beginnt. Auch ich war so stark am Leben verzweifelt, weil ich nicht zurechtkam, daß ich zu beten begann. Beim Gebet selbst ist aber nicht das auslösende Ereignis das Entscheidende, auch nicht, was man denkt. Das Wichtige ist, daß es geschieht, daß man es tut.

Ich würde mir wünschen, daß die Menschen die kommenden Katastrophen, die chaotischen Veränderungen im Wettergeschehen und die erhöhte Anzahl von

Erdbeben als Chance zur Stärkung ihrer Spiritualität und nicht nur als Unglück betrachten würden.

Diese katastrophalen Zustände müssen allerdings nicht unbedingt in der vollen Intensität eintreten, so wie sie mir in der Schauung im Jahre 1978 gezeigt wurden. Denn wir Menschen sind Mitgestalter des ganzen kommenden Geschehens, es hängt auch von unserem Verhalten ab.

Lassen Sie mich das kurz erklären: 1978 habe ich geschätzt, daß ungefähr 25 % der Bevölkerung zur Zeit der Jahrhundertwende geistig orientiert sein würden und einen größeren Frieden in ihrem Leben hätten, unabhängig davon, ob es ihnen 1978 äußerlich gutging. Ich dachte, daß sie geistig gestärkt, zufrieden, friedvoll sein würden im Gegensatz zu den 75 % der Bevölkerung, die geistige Qualitäten zurückweisen, verzweifelt sind und die den alten Werten nachhängen, wie z.B. dem Materialismus, finanzieller Sicherheit, männlicher Dominanz, die doch nur Illusionen der Sicherheit, des Fortschritts und des Friedens sind.

Jetzt schreiben wir das Jahr 1995, und es sind nur noch drei Jahre bis 1998. Nach meiner Einschätzung hat sich der Prozentsatz derjenigen, die sich die von mir genannten positiven Qualitäten errungen haben, auf etwa 35 % gesteigert. Mein Wunsch ist es natürlich, daß möglichst 100 % der Bevölkerung irgendeine Form von gesteigerter Geistigkeit erfahren und sich in ihrem Bewußtsein spirituell orientieren.

Angenommen das könnte annähernd erreicht werden, so würde ich zwar nicht behaupten wollen, daß es keine Erdbeben oder Vulkanausbrüche mehr geben würde, aber ich kann sagen, daß z.B. ein Erdbeben, das eine Region erschüttern wird, in der eine geistig orientierte und gestärkte Bevölkerung lebt, das eigentlich die Stärke 7 bis 8 auf der Richterskala erreichen würde, nur etwa die Stärke 4 erreichen wird. Wenn also die Menschen ihre Spiritualität steigern, wird das Erdbeben gemäßigt, und zwar so, daß diese Region nicht völlig verwüstet und die Bewohner vernichtet werden, aber trotzdem der Druck der lebendigen Erde abgelassen werden kann.

Die Skala der Möglichkeiten reicht also von einer schwersten Katastrophe bis zu einem Naturvorgang, dessen Auswirkungen zu verkraften sind. Je mehr sich die Menschen spirituellen Gedanken zuwenden, desto mehr Friede und Harmonie wird von dieser verstärkten Spiritualität ausgestrahlt, und diese Ausstrahlungen werden auf die Erde und die gesamte Atmosphäre eine Auswirkung haben. *(Über die Beziehung zwischen Mensch und Wetterverhältnissen siehe auch das Interview mit Dierk Schneider in FLENSBURGER HEFTE 42, „Sind wir noch zu retten? Zerstörung oder Verwandlung der Erde?“, S.31 ff.;* Red.*)*

„Wenn wir unsere Spiritualität verlieren, werden wir aufhören zu existieren“

F.L.: Glauben Sie, daß eine verstärkte geistige Tätigkeit des Menschen eine größere Wirkung auf die Erde hat als die Technologie?

T. Sawyer: Ja, eine viel größere Wirkung. Und wir Menschen sollten dementsprechend für die naheliegende und die weitere Zukunft vorbeugen. Wir sollten versuchen, diese Zusammenhänge zu verstehen. Wenn die Menschen in den letzten Jahren dieses Jahrhunderts den Impuls ihrer eigenen geistigen Entwicklung nicht wesentlich stärker ergreifen, wenn weiterhin so viele Menschen gar nicht an diesem Impuls arbeiten und statt einer spirituellen Orientierung einer materialistischen und egoistischen folgen, dann würden sich schwerste Katastrophen ereignen.

Wenn die Mehrheit der Menschen weiterhin alle geistigen Gedanken ablehnt, dann ist das eben auch eine moralische Angelegenheit. Das Gros der Menschheit ist nicht spirituell genug, um die eigenen spirituellen Bedürfnisse, die der ganzen Menschheit und die des Planeten für die gemeinsame Zukunft zu befriedigen. Wenn hier keine Umkehr eintritt, wenn wir letztendlich unsere Spiritualität verlieren, dann werden wir aufhören zu existieren. Auslöser dafür können die verschiedensten Umstände sein: z.B. die Selbstzerstörung durch Chemikalien, durch von Menschen verursachte Verstrahlung oder durch Kräfte, die außerhalb der menschlichen Kontrolle liegen, aber trotzdem integraler Bestandteil der menschlichen Angelegenheiten sind.

Bildlich stelle ich mir vor, daß der Planet Erde – der schließlich eine lebendige Wesenheit ist – dann irgendwann sagen wird: „Genug ist genug!“ Und er wird seine Hülle, also seine Oberfläche säubern wollen, die wir ausgebeutet, verletzt und verschmutzt haben. Das Wesen Erde ist in den vergangenen 1.000 Jahren sehr duldsam gewesen, aber die Zeit wird kommen, in der sich das ändert. – Wenn die permanente Verletzung der Erde nicht beendet wird, wird die notwendige universale Harmonie trotzdem erreicht werden, auch wenn das bedeutet, daß die ganze Menschheit tatsächlich ausgelöscht werden muß.

F.L.: Meinen Sie das im biologischen oder spirituellen Sinn?

T. Sawyer: Ich meine das im biologischen Sinn.

F.L.: Die Menschheit würde danach also in einer anderen Form weiterexistieren?

T. Sawyer: Ich würde das bejahen. Gott hat den Menschen als sein Ebenbild erschaffen und ihm viele Fähigkeiten mitgegeben, sich zu helfen und sich in einem Lernprozeß hier auf der Erde weiterzuentwickeln. Und obwohl ich über die Konsequenzen spreche, die eintreten würden, wenn wir diesen Lernprozeß nicht mehr aufrechterhalten könnten, möchte ich doch betonen, daß es noch etwas gibt, das verhindern würde, daß die Menschheit dann ganz und gar ausgelöscht werden würde. Trotzdem möchte ich dem Leser nicht den Eindruck vermitteln, daß er sich keine Sorgen zu machen braucht, weil wir etwa auf einem anderen Planeten weiterleben würden, wo das Leben womöglich viel einfacher wäre. Eine solche Idee möchte ich nicht vermitteln. Unsere dringendste Aufgabe ist, die Menschheit und die Erde zu retten!

Geistige Kommunion

F.L.: Sie beschreiben in Ihrem Buch, wie das Lichtwesen mit Ihnen in einer nonverbalen, unmittelbaren Übermittlung geistig – von Denkmuster zu Denkmuster, wie sie es nennen – kommunizierte. Sie haben diese Art von Kommunikation schon als überstrahlend-telepathisch bezeichnet. Mir ist klar, wie schwer es ist, etwas mit Worten und Begriffen auszudrücken, das eigentlich nonverbal abläuft. Aber könnten Sie trotzdem einmal versuchen, diese Kommunikation konkreter zu charakterisieren? Sie scheint mir ein Schlüssel zum Verständnis einer gesteigerten Spiritualität zu sein.

T. Sawyer: Diese geistige Kommunikation und ihre Denkmuster sind völlig anders als das, was wir uns normalerweise vorstellen. Diese Kommunikation darf nicht mit unserer Gehirnaktivität verwechselt werden, die logisch, deduktiv und induktiv auf einem linearen Weg Begriffe denkt, Wörter formuliert, Sätze zusammenbaut und miteinander verbindet und – so wie wir jetzt miteinander sprechen – das Denken schließlich in Worte faßt. Wir denken und formulieren dann Wörter und Sätze in der jeweiligen Sprache, wir sprechen sie aus.

In der überstrahlenden telepathischen Kommunikation geht das ganz anders vor sich. Alles, was dafür nötig ist, ist der Wunsch zu denken. Im Geist ist das ein umfassender einheitlicher Wunsch, der die Hochachtung des anderen, eine konstant bestehende Liebe beinhaltet. Im Geist assoziiert man nicht, man denkt auch nicht in einer zeitlichen Abfolge, in der logische Ableitungen irgendwelcher Gedanken vorgenommen werden. Alles ist sehr viel einheitlicher, es ist ein gleichzeitiges Wissen und Mitteilen, man lebt in der Gegenwart des Geistes.

Den Vorgang der überstrahlenden telepathischen Kommunikation kann man so beschreiben, daß das Licht von Herz zu Herz scheint. Die Denkmuster der geistigen Kommunikation sind nicht an die Gehirnaktivität gebunden. Die Kommunikation findet in der Geistesgegenwart, in der geistigen Wirklichkeit statt, und zwar schneller als mit Lichtgeschwindigkeit. Man kann dabei erleben, wie Informationen, für die wir auf Erden Stunden bräuchten, um sie mit unserem Gehirn zu denken und zu übermitteln, in einem Moment unmittelbar übertragen werden. Und in dem Moment, in dem der Wunsch einer Frage oder einer Aussage ausgestrahlt wird, wird auch schon die Antwort empfangen. Es ist so, als wäre die Antwort bereits da, bevor die Frage gestellt wird. Die überstrahlende telepathische Kommunikation geht simultan vonstatten. Es ist nicht so wie bei einem normalen Gespräch, daß der eine schweigt, während der andere Gesprächsteilnehmer redet. Beide miteinander kommunizierende Wesen sind hier eine Einheit. Im Grunde ist das eine geistige Kommunion. Alle Wesen sind hier miteinander vereint.

F.L.: Als Sie mit dem Lichtwesen, mit Christus, kommunizierten und er mit Ihnen, waren Sie also gegenseitig durchdrungen, identisch?

T. Sawyer: Ja, das ist richtig. – Ich möchte auch noch darauf hinweisen, daß es einen Unterschied zwischen dieser Kommunikation und der unbeschränkten Hellsichtigkeit gibt, die ich vorhin beschrieben habe. Die unbeschränkte Hellsichtigkeit, mit der man selbst die Gefühle weit entfernter Personen erleben kann, ist weniger intensiv und unmittelbar als die überstrahlende telepathische Kommunikation. Letztere ist sehr viel direkter. Es mag schwerfallen, sich ein direkteres Erleben und Verstehen vorzustellen als eine Hellsichtigkeit, während der man zu der anderen Person wird. Aber die Erfahrung, während der unbeschränkten Hellsichtigkeit in einem anderen Menschen zu sein und seine Aktivitäten zu erleben, beansprucht Zeit. Die Kommunikation aber, die ich Ihnen zu beschreiben versuche, beansprucht überhaupt keine Zeit. Sie ist absolute Gegenwart, eine Gleichzeitigkeit von unmittelbarer Ausstrahlung, sie ist eine vollkommene Kommunion. Wenn man aber über diese vollkommene Kommunion sprechen will – hier auf der Erde, mit unserem gehirngebundenen Denken –, dann kann man diese Gleichzeitigkeit nicht ausdrücken, sondern braucht wieder das lineare Denken, ein Diagramm oder eine Zeichnung.

F.L.: Ich möchte noch etwas genauer fassen, was Sie mit der Übermittlung von Denkmuster zu Denkmuster meinen, denn Sie sind nach meiner Kenntnis der einzige, der das in seinen Schilderungen der Nah-Todeserfahrungen äußert. Mit unserem normalen Denken vermitteln wir einen Gedankeninhalt durch Worte, aber nicht durch die von Ihnen beschriebenen Denkmuster in der überstrahlenden telepathischen Kommunikation. Mir scheint, daß während der Nah-Todeserfahrung der Gedankeninhalt unseres Bewußtseins für die konkrete innerliche geistige Struktur unseres Wesens durchlässig wird. Und diese geistige Struktur durchdringt die Denkmuster und schwingt in ihnen, die wiederum unmittelbar mit den Mustern anderer Wesen mit ähnlicher Struktur mitschwingen.

T. Sawyer: Damit stimme ich voll überein. Das ist eine gute Beschreibung. Zusätzlich müßte man noch beschreiben, auf welcher geistigen Ebene diese Kommunikation bzw. Kommunion stattfindet. Der Mensch hat während seiner Verkörperung auf Erden einen physischen Körper, einen ätherischen Körper, einen seelischen Körper und eine Individualität. Das sind verschiedene geistige Ebenen. Die Frage ist nun, auf welcher Ebene die Kommunikation stattfindet. Geht sie von unserem physischen Körpers aus, sagen wir vom Gehirn? Oder wird sie von einem unserer geistigen Körper auf einer höheren Ebene ausgestrahlt? Während meiner Nah-Todeserfahrung hatte ich das Empfinden, daß auf den höheren geistigen Ebenen fast überhaupt keine erkennbare Abgrenzung zwischen mir und irgend jemand anderem besteht, obwohl ich nichts von meiner Individualität verliere.

Es gibt eine alte indische Anrede aus der hinduistischen Tradition, bei der sich beide Personen achtungsvoll verneigen und die andere Person mit „Namas day" begrüßen. Die Übersetzung davon könnte lauten: „Ich ehre Sie", oder: „Ich verneige mich vor Dir, vor dem Leid und dem Licht in Dir, das die Liebe ist, das der Friede ist, das die Wahrheit ist. Ich verehre Dich, wenn Du selbst in diesem Licht in Dir bist. Ich bin in demselben Licht, und wenn ich Dich grüße, ist nur dieses eine Licht in uns."

Was für eine wunderbare Anrede! Genauso ist der geistige Prozeß, den ich geschildert habe: Wenn wir das geistige Licht in uns haben, welches identisch mit dem geistigen Licht des anderen ist, dann befinden wir uns beide in einer vollständigen und vollkommenen Kommunion. Das kann man als das Gefäß, die Form oder vielleicht auch als das Muster dieser überstrahlenden telepathischen Kommunikation betrachten.

„Ich bin ein sehr empfindsamer Mensch geworden"

F.L.: Sprechen wir über die Zeit nach Ihrer Nah-Todeserfahrung. Ihr Leben hat sich nach 1978 wesentlich verändert. Sie sprechen von einem neuen Tom Sawyer im Gegensatz zu dem alten. Wie unterscheidet sich der eine von dem anderen?

T. Sawyer: Natürlich bin ich immer noch dieselbe Person, und ich möchte betonen, daß ich noch immer die volle Verantwortung für das trage, was diese Person vorher war und getan hat. Mein Erlebnis ereignete sich, als ich 33 Jahre alt war.

Nach meiner Nah-Todeserfahrung begann ich, mich für die Gefühle und Empfindungen anderer Menschen, vor allem für ihr eigentliches Wesen zu interessieren. Ich selbst bin ein sehr empfindsamer Mensch geworden, in manchen Zeiten sogar zu empfindsam. Es gab Phasen in meinem Leben, in denen ich vorbeilaufende und spielende Kinder beobachtet, aber nichts von ihrem Äußeren – Kleider oder Haartracht – bemerkt habe. Ich habe ihnen einfach nur zugeschaut. Dabei habe ich zwar nicht ihre Aura gesehen, aber ich sah sie als geistige Wesen. Ihre unschuldige Reinheit stand so sehr im Vordergrund, daß ich gar nicht bemerkte, ob sie nun sauber oder schmutzig, ob sie gut oder schlecht angezogen waren.

Besonders in den ersten Jahren nach meiner Nah-Todeserfahrung erlebte ich kleine Lichtblitze: Das waren plötzliche Erinnerungen an von mir geschaute zukünftige Ereignisse. Es geschah z.B., daß mich mitten während einer Autofahrt oder bei meiner täglichen Hausarbeit eine plötzliche Erinnerung an etwas überkam, das ich während der Nah-Todeserfahrung geschaut hatte. Und es konnte sein, daß diese Erinnerung für mich im selben Moment oder in der näheren Zukunft wichtig werden sollte.

Damit wurde mir die Möglichkeit gegeben, geistig zu wirken. Jedes Mal, wenn dieses Ereignis eintritt, werde ich vor die Wahl gestellt: Entweder benutze ich diese Information, um etwas zu bewirken, um in die Geschehnisse einzugreifen, oder ich lasse meine Finger aus dem Spiel. Ob ich etwas tue, hängt von meinem freien Willen ab.

„Ich löste ein mathematisches Problem, obwohl ich es nicht einmal verstand"

Ich konnte durch meine Fähigkeit vermißte Kinder wiederfinden oder Menschen, denen ich zum ersten Mal begegnete, eine Information geben, die ich selbst hin und wieder nicht einmal verstand, die aber für das Leben der betreffenden Person von höchster Wichtigkeit war. Es geschah z.B., daß unser gemeinsamer Freund, Dr. Kenneth Ring, mich einem Physiker vorstellte. Vor dieser Begegnung war ich ungemein aufgeregt. Ich übergab Kenneth Ring mein Notizbuch, in dem ich das niedergeschrieben hatte, was mir in bestimmten Momenten gegeben wurde. Kenneth Ring bat den Physiker, sich das Buch anzuschauen, und als dieser die Seite betrachtete, die ich gerade aufgeschlagen hatte, wurde er plötzlich sehr aufgeregt. Was er auf dieser Seite sah, war tatsächlich die Antwort auf eine sehr spezielle mathematische Frage, die er über lange Zeit bearbeitet hatte. Er war deswegen so aufgeregt, weil er genau wußte, daß niemand anderes von diesem Problem überhaupt hatte wissen können, weil die Aufgabenstellung bisher nur in seinem Forschungsprojekt bearbeitet wurde, das zu dieser Zeit noch geheimgehalten wurde. Erst als Kenneth Ring die Situation erklärte und ihm erzählte, woher ich dieses Wissen hätte, konnte er es verstehen und beruhigte sich wieder. Durch die Bestätigung des Physikers weiß ich, daß das, was ich auf dieser Seite niedergeschrieben habe, richtig ist. Ich selbst aber konnte es nicht einmal richtig lesen, weil ich die Zeichen nicht alle verstand, die ich niedergeschrieben hatte.

Ich bin aber kein Zauberer, Gedankenleser oder selbsternannter Hellseher. Ich wurde für diese beschriebene Art von geistigen Aktivitäten engagiert.

„Ich engagiere mich vor dem Hintergrund meines geistigen Wissens“

F.L.: Sie haben also den Eindruck, daß Sie nach Ihrer Nah-Todeserfahrung die Aufgabe bekommen haben, verschiedenen Menschen etwas mitzuteilen?

T. Sawyer: Ja, ganz bestimmt. Ich habe viele Aufgaben bekommen. Diese Aufgaben übertragen bekommen zu haben ist ein erhebendes Gefühl. Mein geistiges Wirken ist kein Beruf, sondern ich erlebe in mir ein dringendes und liebendes Verlangen. Und aus diesem liebenden Verlangen möchte ich einfach mitteilen und geben, was auch immer ich anderen Menschen geben kann.

Das kann zeitweise sehr überwältigend sein. In den ersten Jahren nach meiner Nah-Todeserfahrung kam z.B. meine Frau Elaine zu mir und sagte: „Tom, Du kannst nicht unser gesamtes Haushaltsgeld dafür verwenden, umherzureisen und mit anderen Menschen zu sprechen. Wir können das nicht mehr bezahlen.“ Ich hatte ein solches Verlangen, mich anderen Menschen mitzuteilen, daß ich ständig umherreiste, was tatsächlich sehr teuer wurde. Aber das war mir nicht wichtig. Elaine brachte damals eine realistischere Balance in mein Leben, und wir kamen überein, daß die Familie nicht mehr für die meisten meiner Reisen aufzukommen brauchte.

In den vergangenen 17 Jahren gab es verschiedene Situationen, in denen ich mich vor dem Hintergrund meines geistigen Wissens engagierte. Dafür möchte ich ein Beispiel geben: Im ersten Moment nach meiner Nah-Todeserfahrung hatte ich eine Zukunftsschau, ein Vorauswissen, das besagte, daß es irgendwann eine sehr schreckliche nukleare Explosion in einer Wüstengegend geben werde. Gewisse Aspekte meines Vorauswissens waren zweideutig, so daß ich in den nächsten zehn Jahren, von 1978–1988, damit beschäftigt war, diese Information genauer zu verstehen. Besonders an einem Tag habe ich leidenschaftlich darüber nachgedacht und meditiert. Ich mußte immer an diese Katastrophe denken und habe mich mit meinem Bewußtsein äußerst intensiv damit beschäftigt. Sie lebte die ganze Zeit über in meinem Herzen. Und inzwischen weiß ich: Sie hat nicht stattgefunden!

Und sie hat deswegen nicht stattgefunden, weil viele geistig arbeitende und religiös wirkende Menschen sich damit beschäftigt haben. Ich kenne viele dieser Menschen. Ich war nur einer von vielen, die ein geistiges Wissen dieses kommenden Ereignisses hatten.

„Wir können die Zukunft verändern"

F.L.: Viele Menschen fühlen sich heute hilflos gegenüber den gewaltigen und komplexen ökologischen, politischen und ökonomischen Problemen. Sie haben das Gefühl, nichts tun zu können, um die Welt zu verändern. Sie behaupten nun in Ihrem Buch, daß Sie einfach durch die Liebe in der Welt Gutes bewirken könnten. Könnten Sie das einmal näher ausführen?

T. Sawyer: Es scheint so, daß ein Individuum nicht in der Lage wäre, konkrete umfassende Situationen in der Welt zu beeinflussen. Trotzdem kann der einzelne sehr effektiv anderen Menschen helfen, so daß diese ihre Einstellung ändern, was letztlich auch die gesamte Situation ändern kann. Wir brauchen nur an die Grausamkeiten im Krieg in Bosnien zu denken und an die Menschen, die diese Grausamkeiten begehen. Man tut konkret etwas, wenn man beginnt, diese Menschen zu lieben. Und wenn man sie stark genug liebt, dann können sie ihre Einstellung ändern, so daß der gesamte Verlauf von Geschehnissen eine neue Wendung bekommen kann. Man darf nicht nur die Menschen lieben, die in Krieg und Kampf die Leiden ertragen müssen, sondern muß auch die Menschen lieben, die diese Leiden hervorrufen. Wenn man verzweifelt versucht, auch diese Menschen zu lieben, so daß sie sich auch selbst lieben können, so ist es möglich, daß sie ihre Einstellung ändern.

Liebesattacken

Wir haben tatsächlich die Fähigkeit, die Zukunft dadurch zu ändern, daß wir unsere eigene Einstellung ändern. Einen anderen Menschen auf die intensivste und selbstloseste Art zu lieben, so daß er mit Liebesstrahlen überflutet wird, ist das, was ich eine Liebesattacke bzw. Liebesbombe nenne.

Ich kann dazu ein Beispiel geben, das ich auch in meinem Buch beschreibe: Während der Zeit der Krise im Libanon waren vor einigen Jahren einige Menschen in einer solchen Liebesattacke engagiert. Ein junger Terrorist fuhr zu dieser Zeit in einem Selbstmordkommando mit einem mit Sprengstoff beladenen Lkw auf eine amerikanische Basis zu, um sie in die Luft zu sprengen. Solche Menschen sind konditioniert, durch nichts aufgehalten zu werden, außer durch den Tod. Aber dieser junge Mann fuhr mit seiner Bombe nicht durch die Sperren der Basis, sondern stoppte seinen Lkw seitlich davon. Dort saß er für ein paar Minuten still in seinem Wagen, stieg dann aus, ging hinüber zur Basis und lieferte sich selbst aus. Er begründete seine Intentionsänderung damit, daß ihn Wolken von Liebe überwältigt hätten, so daß er seine Tat nicht habe ausführen können. Natürlich hätte er nicht zu seinen eigenen Leuten zurückkehren können, weil sie ihn getötet hätten.

Wie konnte es geschehen, daß er in seiner terroristischen Tat aufgehalten wurde? Ich kann natürlich nicht beweisen, daß die Dinge so zusammenhängen, ich kann nur sagen, daß folgendes geschehen ist: Vor diesem Terroranschlag wurde vielen Menschen in Amerika, die Nah-Todeserfahrungen erlebt hatten, übermittelt, daß ein terroristischer Anschlag bevorstehe. Der Ort und der Zeitraum dafür waren bekannt. Aber können sie telekinetisch einen Lkw stoppen, bevor er sein Ziel erreicht? Nein. Können Sie den Menschen telekinetisch töten, um ihn zu stoppen? Nein, auch das kann man nicht. Kann man ihn mit Liebe attackieren, damit er seine Einstellung ändert? Ja, das kann man!

Es gibt viele Menschen, die Nah-Todeserfahrungen erlebt haben, sowie Gruppen, die viel Zeit und Energie darauf verwenden, derartige Liebesattacken auszuführen, und zwar für solche Situationen, wie ich eben beschrieben habe. Man kann eine Veränderung der Einstellung eines Menschen bewirken, indem man einfach nur lächelt oder ihn umarmt. Man kann aber auch einen Wandel der Einstellung durch eine Liebesattacke bewirken.

Als wir von dem Terroranschlag erfuhren, taten wir alle unser Bestes. Wir wußten nicht, wie der Mann hieß und wie er aussah, aber wir wußten, daß es diese Person gab und daß sie diesen Anschlag in einer bestimmten Zeit ausführen wollte. Viele Menschen kamen zur richtigen Zeit zusammen, und sie liebten diesen Menschen wirklich und wahrhaftig. Am Ende des betreffenden Tages wußte niemand in unserer Gruppe, ob wir Erfolg gehabt hatten.

Zwei Tage später gab mir dann jemand einen Zeitungsartikel, der von einem Mann berichtete, der zu einer amerikanischen Basis fuhr, seinen Lkw abstellte, ausstieg und zu den amerikanischen Soldaten hinlief und sich auslieferte. Er sagte, daß er von Liebe überwältigt worden sei und daß er in seinem Leben keine terroristischen Anschläge mehr ausführen könne. Und so hat dieser beabsichtigte Anschlag nie stattgefunden. Der einzige Beweis, den wir haben, ist die Tatsache selbst und die Beschreibung der Gefühle des Terroristen. Sie können selbst entscheiden, ob das ein ausreichender Beweis ist.

Ich wollte damit deutlich machen, daß wir die Möglichkeit und die dringende Aufgabe haben uns zu ändern, daß wir durch unsere Liebe auch die Zukunft verändern können, die sonst sehr dunkel sein würde.

Man muß zurück in das Tal

Interview mit George Ritchie

von Harald Kiczka und Wolfgang Weirauch*

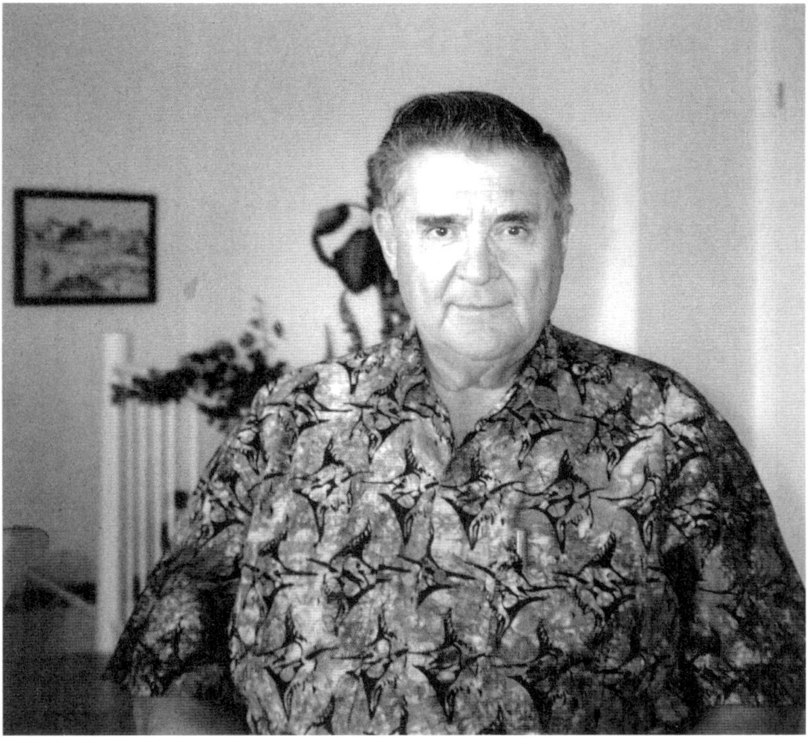

Dr. George G. Ritchie, geb. 1923, hatte 1943 eine Nah-Todeserfahrung, die er in seinen Büchern ausführlich beschreibt. Zu dieser Zeit war er als Soldat der amerikanischen Armee wegen einer doppelseitigen Lungenentzündung im Armee-Hospital von Camp Barkeley-Station, Texas, in stationärer Behandlung. Er kollabierte vor einem Röntgengerät und wurde anschließend für tot erklärt. Für

---

* Die Fragen wurden von Wolfgang Weirauch zusammengestellt, das Gespräch führte Harald Kiczka, Waldorflehrer in Witten.

einen Zeitraum von neun Minuten verließ er, seinen Berichten zufolge, den physischen Leib und bewegte sich in den übersinnlichen Welten fort. Geführt wurde er in dieser Zeit von einem geistigen Wesen, in dem Ritchie Christus erkannte. Nach seiner Rückkehr in den physischen Erdenleib gesundete er, studierte Medizin und war während des Zweiten Weltkriegs als Soldat in der Armee, u.a. in Deutschland. George Ritchie arbeitete fast 50 Jahre lang als Arzt und Psychiater und war in der kirchlichen Jugendarbeit aktiv. 1978 erschien sein erstes Buch: „Return from Tomorrow". 1991 erschien ein zweiter, ausführlicherer Bericht: „My Life after Dying. Becoming Alive to Universal Love". Beide Titel liegen in deutschen Übersetzungen vor. Im Mai 1995 unternahm Ritchie eine Vortragsreise, die ihn unter anderen Orten auch nach Dornach, Stuttgart und Witten/Herdecke führte. Das Gespräch wurde am 25. Mai in Herdecke geführt.

Wolfgang Weirauch: Sie haben in Ihrem Buch „Return from Tomorrow" eines der umfassendsten Nah-Todeserlebnisse beschrieben, die in der Literatur vorliegen. In Ihrem zweiten Buch, „My Life after Dying", beschreiben Sie fünf Reiche, die sich Ihnen bei Ihrem Erlebnis eröffneten. Das erste Reich ist der Blick auf die irdische Welt. Können Sie die Situation beschreiben, als Sie sich 1943 bei Ihrer schweren Krankheit im Lazarett plötzlich von oben im Bett liegen sahen? Wie war Ihr Gefühl dabei?

George Ritchie: Es war nicht ganz so. Raymond Moody hat oft darüber gesprochen, daß es eigentlich kein Schweben über dem Bett ist. Als ich bei meiner Nah-Todeserfahrung Bewußtsein erlangte, verdrängte ich massiv die Wirklichkeit, denn ich wollte nicht auf das zurückblicken, was im Bett lag. Ich hatte nur noch im Sinn, nach Richmond zu gelangen, denn ich wußte, daß ich für das Medizinstudium zugelassen worden war. Ich sah mich erst im Bett wieder, als ich schon versucht hatte, nach Richmond zu fliegen, d.h. Richtung Osten bis Vicksburg/Miss. zu reisen. Das ist eine Entfernung von ungefähr 1.800 km. Ich war total erstaunt. Ich hatte mich also noch gar nicht im Bett gesehen, als ich wieder zum Krankenhaus zurückkehrte und dort versuchte, mich zu finden. Das war allerdings äußerst schwierig, denn ich hatte keine Ahnung, in welchem Zimmer ich lag. Ich hatte nicht sehen können, in welchen Raum sie mich gebracht hatten, weil ich bereits bewußtlos war.

Die Seele treibt einen dorthin, wohin man will

W.W.: Als Sie sich aus dem Krankenhaus fortbewegten, sahen Sie alle irdischen Gegenstände Ihrer Umgebung. Bestimmten Ihre Gedanken und Wünsche

Ihre Flugrichtung bzw. Ihr Ziel, oder flogen Sie durch eine Kraft getrieben, die Ihnen nicht näher klar war, oder waren Gedanke und Bewegung identisch?

G. Ritchie: Ich bewegte mich mit ungeheurer Geschwindigkeit, und was mich trieb, war der Wunsch, nach Richmond zu kommen. Das ist das wichtigste Prinzip, mit dem ich es anfangs bei meinem Erlebnis zu tun hatte. Wenn man einmal seinen physischen Leib verlassen hat, treibt einen die Seele dorthin, wohin man will. Ich hatte im Sinn, nach Richmond zu meiner Familie zurückzukommen und auch im Medizinischen College nicht unentschuldigt zu fehlen. Schließlich war ich noch in der Armee und mußte mich deshalb im Medizinischen College melden. In diesem Moment verließ ich das Krankenhaus und befand mich dabei zwischen etwa 50 und 500 m über dem Erdboden.

W.W.: Als Sie begriffen, daß Sie aus Ihrem Leib ausgetreten waren, flogen Sie zum Lazarett zurück, um Ihren physischen Leib zu suchen, konnten ihn aber – wie Sie eben erwähnten – nicht sogleich finden. Können Sie dieses Erlebnis einmal genauer schildern?

G. Ritchie: Ich war vor dem Röntgengerät zusammengebrochen, und nach meinem Zusammenbruch wurde der bewußtlose physische Leib nicht mehr in mein vorheriges Krankenzimmer gelegt, sondern in einen hinteren kleinen Schlafraum. In diesem Raum bin ich also nie mit Bewußtsein gewesen. Auch nach meinem Austritt aus dem physischen Leib wollte ich überhaupt nicht wissen, wo ich mich befand. Ich habe diesen Tatbestand massiv und absolut verdrängt. So war das. Erst als ich wieder zurück in das Lazarett kam, wurde mir deutlich, daß ich wirklich jede Wahrnehmung des Leichnams vermieden hatte. Ich hatte meinen Leichnam einfach nicht gesehen.

W.W.: Sieht und hört man die physische Welt und die Menschen, wenn man aus dem physischen Leib ausgetreten ist, genauso wie sonst, oder gibt es da irgendwelche Veränderungen?

G. Ritchie: Ja, das ist ganz genau so. Ich konnte sie reden hören, ich konnte sie sehen.

W.W.: Wie verändern sich Raum und Zeit?

G. Ritchie: Raum und Zeit, wie wir sie hier kennen, existieren dort nicht. Das ist natürlich extrem schwierig zu verstehen, auch für mich bei meinem Erlebnis. Wenn wir uns hier auf der Erde vornehmen, von hier nach Hamburg zu reisen, so besteht in dieser Welt ein Raum-Zeit-Zusammenhang. Wenn wir mit einer Geschwindigkeit von 80 km/h fahren, dann benötigen wir eben eine bestimmte Zeit, um an das Ziel zu gelangen. Aber wenn man den irdischen Bereich verläßt, muß man, so merkwürdig das klingt, Raum und Zeit transzendieren. Und darin liegt eine besondere Schwierigkeit. Es ist fast unmöglich, das zu erklären.

Christus trat in das Licht

W.W.: Was geschah, als „der Mann aus Licht", Christus, erschien?

G. Ritchie: Der kleine Schlafraum, in dem sich mein physischer Körper befand, wurde von einer kleinen 15-Watt-Birne erleuchtet. Plötzlich aber erfüllte diesen Raum ein Licht, das in seiner Intensität immer mehr zunahm, bis es so strahlend wurde, daß es absolut blendend war. Ich benutze gerne das Bild von einer Million Schweißbrenner, die gleichzeitig entzündet werden. Das nächste, was dann geschah, war, daß Christus in dieses Licht hereintrat und sprach: „Stehe auf, Du befindest Dich in der Gegenwart des Gottessohnes." Ich wurde augenblicklich aus dem Bett getrieben. Dann trat Christus aus dem Licht heraus und die Mauern des Krankenhauses wichen zurück.

W.W.: Von wo empfanden Sie seine Stimme, von innen oder von außen?

G. Ritchie: Tief aus dem Inneren meines geistigen Wesens, das sich nicht in dem physischen Leib befand. Zu der Zeit erkannte ich, daß mein Körper hinter mir auf dem Bett lag.

W.W.: Wußten Sie unmittelbar, wer die Gestalt im Licht war?

G. Ritchie: Ja, denn bereits im ersten Moment der Begegnung sagte er mir, daß ich mich in der Gegenwart des Sohnes Gottes befinde. Aber auch aufgrund meiner ganzen Bildung und gesamten Entwicklung nahm ich dieses Wesen als Christus an. Auch gestern abend wurde mir von einem jungen Mann die Frage gestellt: „Wie konnten Sie wissen, daß dies Christus war?" Nun, aufgrund meiner Studien der Evangelien wußte ich einfach, daß er es war. Alles paßte genau. Er war so, wie es in der Schrift steht.

Harald Kiczka: Konnte es nicht ein Engel irgendeiner Art sein, vielleicht ein Schutzengel?

G. Ritchie: Ich habe auch Engel gesehen. Aber nur das Wesen, dem ich zuerst begegnete, strömte dieses ungeheure Licht aus. Laß es mich folgendermaßen erklären: In seiner Gegenwart zu sein, ist so tief bewegend, so tief erschütternd, so ergreifend, daß ich, selbst wenn ich eine Million Jahre lebte, es nicht vergessen würde, weil es sich ungeheuer tief in meinen Geist eingeschrieben hat.

Ich bin verschiedenen großartigen Menschen begegnet, aber an ihnen war nichts, was irgendwie an ihn heranreichen könnte. Seine Gestalt, gewissermaßen seine äußere Erscheinung war allerdings vollkommen anders, als ich sie mir vorgestellt hatte. Ich sah ihn auch nicht deutlich, denn das Licht war zu hell. Es war schwierig, überhaupt zu erkennen, wie er aussieht. Im Grunde hatte ich einen Mann mit dunkelbraunen Augen und dunklem Haar erwartet, einen dünnen oder gar mageren, auf jeden Fall keinen sehr starken Mann; ungefähr entsprechend den Abbildungen der Glasfenster unserer Kirchen. Aber was war das für ein Unterschied! Schauen Sie mich einmal an: Sie sehen, daß ich ziemlich breite Schultern habe. Nun stellen Sie sich vor, daß er mindestens so groß war wie ich, wenn nicht noch größer, und daß er wie ein Gewichtheber aussah. Als ich ihn so sah, konnte ich mir gut vorstellen, wie er ehedem ruhig durch die Menschenmassen gegangen war und sie nicht gewagt haben, ihn zu berühren.

H.K.: Es gibt Skeptiker, die vermuten, daß Sie den Erzengel Michael gesehen haben.

G. Ritchie: Der Erzengel Michael hat keine Verletzung am Kinn. Vor der Kreuzigung schlugen die Römer Jesus und rissen dabei tiefe Wunden in seinen Körper, auch Büschel seines Haupthaares und seines Bartes wurden dabei ausgerissen. Diese Verletzungen habe ich gesehen. Manchmal werde ich auch prüfend gefragt, ob ich nicht die Wundmale an seinen Händen gesehen hätte. Da fehlen mir dann wirklich manchmal die Worte! Mir wurde gesagt, daß ich mich in der Gegenwart des Sohnes Gottes befinde, und ich habe seine Gegenwart sofort erfaßt und angenommen und nicht mit kriminalistischem Instinkt nach besonderen Merkmalen eines Beweises gesucht. Aber ich erinnere mich genau, daß seinem Bart Stücke fehlten.

„Christus nahm mich restlos an“

W.W.: Können Sie die Wesenheit des Christus und vor allem seine Liebe beschreiben?

G. Ritchie: Das ist völlig unmöglich! Es gibt keine Worte dafür, das zu beschreiben, absolut keine! Vor meinem Erlebnis war ich entsetzlich einsam, und nun diese Art von Liebe zu erleben, nahm mich restlos ein und führte einen Zustand der Glückseligkeit herbei, den ich um keinen Preis beendet haben wollte. Niemals sonst habe ich jemanden getroffen, der zu einer solchen unendlichen Liebe fähig war. Ich befand mich in der Gegenwart eines Wesens, das über jede Einzelheit meiner Seele und meines Lebens Bescheid wußte und mich dennoch restlos annahm. Können Sie sich das vorstellen? Ist Ihnen jemals ein menschliches Wesen begegnet, das Sie völlig durchschaut und Sie dennoch liebt? Es ist ungeheuer schwer, diese Liebe in Worte zu fassen.

W.W.: Was veränderte sich für Sie, nachdem Sie die Liebe von Christus erlebt hatten?

G. Ritchie: Zunächst einmal verschwand die Angst und mein Bestreben, auf die Ebene der irdischen Existenz zurückzukehren. Denn unter keinen Umständen wollte ich aus seiner Gegenwart weichen.

Lebenspanorama

W.W.: Wie wurde Ihnen klar, daß Christus über jede Einzelheit Ihrer Seele und Ihres Lebens Bescheid wußte?

G. Ritchie: Es war ganz offensichtlich, daß er derjenige war, der den Panoramablick über mein Leben hervorrief. Mit Sicherheit wußte er alles darüber.

W.W.: Bei diesem Lebenspanorama erschienen Ihnen sämtliche Szenen Ihres Lebens gleichzeitig. Können Sie dieses Panorama genauer beschreiben: War es farbig, räumlich, hörten Sie auch unmittelbar, was damals in den einzelnen Lebensszenen gesprochen worden war?

G. Ritchie: Da haben wir wieder das gleiche Problem. Ist man einmal in diesem Reich, stellt man fest, daß es anders ist als alles, was man bisher gekannt hat. Hier bei uns läuft alles in einer zeitlichen Reihenfolge ab. Dort ist es nicht so, die Zeit schrumpft gewissermaßen zusammen. Das ist natürlich schwer zu verstehen. Aber ist man einmal in diesem Bereich, dann versteht man, wie alles gleichzeitig, also Gegenwart sein kann. In diesem Panoramablick sah ich jede Einzelheit, jede Kleinigkeit meines Lebens, alles Licht und Dunkel meiner vergangenen Jahre.

H.K.: Sie sprechen davon, daß Sie die Szenen Ihres Lebens schauen. Hörten Sie die Menschen bei diesen Szenen auch sprechen?

G. Ritchie: Ja, ich konnte Sie in gewisser Weise auch hören, denn ich erlebte auch die Reaktionen, die ich bei den anderen Menschen hervorgerufen hatte. Das veränderte z.B. die Beziehung zu meiner Stiefmutter vollkommen, wegen der ich in meinem Leben sehr eifersüchtig war, denn ich fühlte mich zurückgesetzt, besonders in der Zeit, als mein Stiefbruder geboren wurde.

W.W.: Gab es auch Szenen, die zeitlich nacheinander auftauchten, oder war Ihr gesamtes Leben immer mit einem Blick ausgebreitet?

G. Ritchie: Alle Szenen waren gleichzeitig, mein gesamtes Leben war wie mit einem Blick vor mir ausgebreitet.

Bedingungslos lieben

W.W.: Sie schildern, daß Christus, als er mit Ihnen Ihr Leben betrachtete, immer wieder die Frage stellte: „Was hast Du aus Deinem Leben gemacht?“ Worauf zielte diese Frage ab?

G. Ritchie: Er stellte mir immer wieder diese Frage, und obwohl ich auszuweichen versuchte, bemerkte ich doch zugleich, daß er alles über mich wußte und mich trotzdem vollkommen akzeptierte. Er fragte mich dann auch: „Warst

Du in der Lage, mit Deinen Mitmenschen in der gleichen Weise umzugehen?" Ich mußte diese Frage natürlich verneinen. Er aber, das einzige Wesen, das das Recht hat zu urteilen, urteilte nicht. Er ist sozusagen in der Liebe beheimatet. Alle Fragen, die er an mich herantrug, stellte er natürlich nicht, um Informationen über mich zu bekommen, sondern er stellte sie mir, damit ich sie anschauen konnte. Ziel war, daß ich mich diesen Fragen stellen mußte. Ich sollte die Zusammenhänge vollkommen verstehen.

Wenn man die großen Philosophen der Welt studiert, so stellt man fest, daß es kaum etwas gibt, das diese nicht auch vor Jesus Christus gesagt hätten, allerdings mit der einen großen Ausnahme: Liebe Deinen Nächsten, wie ich Dich geliebt habe. Das ist das Neue! Erst später, als ich Psychiater war, verstand ich das im vollen Umfang. Natürlich hatte ich von diesem Prinzip der Liebe schon vorher gehört, aber erst bei meiner Nah-Todeserfahrung ist es mir in seiner ganzen Bedeutung aufgegangen.

Im Rückblick muß ich sagen, daß Christus der größte Psychiater ist, der jemals gelebt hat. Wir können nämlich gar nicht jemand anderen wahrhaft und wirklich lieben, bevor wir nicht selbst geliebt werden. Ein alter schwarzer Geistlicher faßt das in wunderbaren Worten zusammen: „Du kannst nichts geben, was Du nicht besitzt, noch kannst Du von dort zurückkehren, wo Du noch nicht gewesen bist." Oder ich kann es mit anderen Worten ausdrücken: Wir können nichts geben, was wir nicht vorher empfangen haben. Als menschliche Wesen haben wir so furchtbar versagt, auch z.B. als Eltern. Niemand – kein Vater, keine Mutter – hat eine so grenzenlose Fähigkeit, ein Kind bedingungslos zu lieben. Wir sehen das wunderbar in dem Gleichnis vom verlorenen Sohn dargestellt.

Tragisch ist nur, daß uns eigentlich nie richtig erklärt wurde, daß der Gott des Alten Testaments ein anderer als der des Neuen ist. Der Gott des Alten Testaments ist Jahve, ein völlig anderer Gott als Christus. Christus spricht: Wer mich gesehen hat, hat auch den Vater gesehen. – Er ist ein absolut und völlig liebender Gott und unterscheidet sich damit vollkommen vom Gott des Alten Testaments. Mir ist das später auch immer wieder in meinem Studium deutlich geworden. Aber die Priester haben uns nicht mitgeteilt, daß dies ein völlig anderer Gott ist. Und besonders als Psychiater bin ich darüber tatsächlich aufgebracht, denn ich sehe, daß deswegen mehr als aus allen anderen Gründen seelische Krankheiten entstanden sind. Und je mehr man das versteht, desto aufgebrachter kann man werden, daß die Priesterschaft den einfachen Menschen diese Zusammenhänge vorenthalten hat.

H.K.: Haben die Toten ein Interesse an den Lebenden? Versuchen sie eine Verbindung aufzubauen?

G. Ritchie: Da bin ich ganz sicher. Aber wer bin ich, um dazu etwas sagen zu können. Je mehr ich Rudolf Steiner kennenlerne, desto tiefer bewundere ich ihn. Er war ja in der Lage, einen großen Teil seiner Zeit „auf der anderen Seite" zu sein. Ich habe dagegen nur „einen Kurztrip nach China" gemacht. *(Er lacht)*

Zweites Reich: Astrale Welt

W.W.: Nachdem Sie Ihr Lebenspanorama gesehen haben, nahm Christus Sie auf eine Reise mit, um Ihnen eine Ebene bzw. ein Reich zu zeigen, das genau wie das Lebenspanorama von übersinnlicher Qualität ist. Sie beobachteten in einer Kneipe verschiedene Verstorbene, die sich um die Lebenden scharten, auf sie einredeten, vor allem aber nach Alkohol und Zigaretten verlangten. Hatten Sie den Eindruck, daß dies Menschen waren, die sich mit ihrem Tod abgefunden hatten, die den Lebenden selbstlos helfen wollten, oder waren es vielmehr solche Menschen, die sich nicht von der Erde lösen konnten und ihr irdisches Leben nach dem Tod fortsetzen wollten?

G. Ritchie: Die Wesen, die sich dort versammelt hatten, waren süchtig nach Alkohol, Nikotin oder auch nach Schlimmeren. Denken Sie nur daran, womit z.B. die Jugendlichen von heute konfrontiert sind, sei es nun Crack, Kokain oder seien es andere süchtigmachende Substanzen. Die Kräfte, die von diesen Substanzen ausgehen, sind entsetzlich und ungeheuer gefährlich, und man bleibt auch nach dem Tod nach allen Dingen süchtig, nach denen man im Leben süchtig war. Christus wollte mir zeigen, daß wir auch nach dem Tod unsere Süchte nicht verlieren. Allerdings sollte man das nicht damit verwechseln, gelegentlich einen Drink zu nehmen. Es kommt auf das Maß an.

Ein großes Mißverständnis ist es meiner Ansicht nach, daß es in der Bibel heißt: Kein Trunkenbold soll das Himmelreich betreten. Das muß eine falsche Übersetzung oder Überlieferung sein. Denn das Problem ist, daß dadurch den Menschen, die Trinker sind oder waren, jede Hoffnung genommen wird. Und einige der feinsten Menschen, die ich kenne, tief spirituelle Menschen, waren ehemals Trinker. Das ist auch wieder so eine Sache, die mich aufregen kann.

H.K.: Gibt es für die Menschen nach dem Tod eine zeitliche Begrenzung dieser Erfahrung, ihre Süchte noch nicht verloren zu haben?

G. Ritchie: Natürlich gibt es eine zeitliche Begrenzung, aber sie wird nicht von Gott bestimmt, sondern von dem Menschen. Wie lange dauert es, wenn man immer wieder mit dem Kopf gegen die Wand rennt, bis man feststellt, wie sinnlos diese Tätigkeit ist? Irgendwann wird jeder aus der Sinnlosigkeit seiner Tätigkeit klug und sich auch nach dem Tod von seinen Süchten läutern.

Alle Verstorbenen schienen mittleren Alters zu sein

W.W.: Hatten diese Verstorbenen ein bestimmtes Alter und Geschlecht?

G. Ritchie: Wie gesagt, Zeit existiert dort drüben nicht in der Weise, wie wir sie kennen. Das Alter der Verstorbenen schien etwa dem 30. bis 35. Lebensjahr zu entsprechen. Ich fand dort immer in etwa das gleiche Altersspektrum vor. Zum Geschlecht: Alles ging so rasend schnell, und wenn ich jetzt darüber nachdenke, so scheint es mir, als hätten die Menschen gar keinen Geschlechtsunterschied gehabt.

W.W.: Wußten Sie, wie lange diese Menschen schon verstorben waren?

G. Ritchie: Nein. Christus zeigte mir nicht nur die Alkoholiker, sondern auch Menschen, die ihr Geschäft über alles andere stellten und sich völlig davon bestimmen ließen. Er zeigte mir auch Menschen, die irgendein Familienmitglied oder Freund über jeden anderen stellten. Ich denke, daß er mir damit sagen wollte, daß man alle Menschen gleich lieben soll. Wenn er nur gekommen wäre, um für unsere Sünden zu sterben, so hätte er das wohl auch an einem Tag bewältigen können. Wenn man aber das Leben von Jesus Christus in den Evangelien gründlich studiert, beginnt man zu verstehen, daß er uns zeigen will, wie wir durch diesen Irrgarten unserer Welt hindurchfinden können. Als er sagte: Ihr sollt keinen Gott haben außer mir, wollte er uns damit verdeutlichen, daß das, was wir in diesem Leben zu unserem Gott machen und was uns auf der Erde bestimmt, uns auch auf der nächsten, der astralen Ebene bestimmen wird.

Die Verstorbenen wollten noch einmal betrunken sein

W.W.: Ist es richtig, daß die Lebenden eine Aura hatten, die Toten aber nicht?

G. Ritchie: Das ist richtig, ja.

W.W.: Waren die Toten denn nicht reine Lichtgestalten?

G. Ritchie: *(lacht)* Absolut nicht. In der astralen Welt sind wir sehr dicht, in der Hölle noch dichter. Erst im höchsten Reich werden wir fast wie Christus selbst. – Bei den Engeln ist es allerdings anders, sie erscheinen als Lichtgestalten. Wenn man das Alte und das Neue Testament liest, kann man entdecken, daß die Menschen im Erdenleben immer große Schwierigkeiten hatten, einen Engel zu erkennen bzw. diesen von den Menschen zu unterscheiden. Wann immer ein Engel den Propheten im Alten Testament erschien, nahmen diese zunächst an, daß es ein Mensch sei. Als der Engel Maria erschien, mußte er sich vorstellen, weil sie dachte, daß er ein Mensch sei. Der Mensch hat aber einen freien Willen, während die Engel alle unter einer höheren Leitung stehen.

W.W.: Sie beschreiben, wie sich die Aura eines Betrunkenen, der in Ohnmacht fällt, öffnet, und wie sich ein Verstorbener gierig in ihn hineinstürzt. Haben Sie dafür eine Erklärung?

G. Ritchie: Ja sicher. Er wollte noch einmal erleben, wie es ist, betrunken zu sein.

W.W.: War der Betrunkene dann von diesem Verstorbenen besessen?

G. Ritchie: Das ist eine Frage, die ich mir auch schon oft gestellt habe. Ich weiß es nicht.

W.W.: Haben Sie bemerkt, ob die sich an das irdische Leben klammernden Verstorbenen Christus genauso bemerkten wie Sie, oder nahmen sie ihn nicht wahr?

G. Ritchie: In diesem Reich war es genauso wie im irdischen Reich, wo viele Menschen Christus ebenfalls nicht sehen. Und dann können sie ihn auch nicht in den anderen Reichen erkennen. Aber das Universum ist schon sehr merkwürdig, denn es gibt bestimmte Gesetze, aufgrund derer wir Christus erkennen können. Ein Gesetz lautet: Suchet und ihr werdet finden. Suchet, und nur dann könnt ihr finden.

W.W.: Also ist es so, daß die Menschen, die Christus auf der Erde nicht erkennen, ihn auch nach dem Tod nicht erleben werden?

G. Ritchie: Genauso ist es. Normalerweise sagen wir ja Jesus, aber er wurde zum Christus. Das ist zunächst nur ein Name. Wenn wir die verschiedenen Kulturen studieren, finden wir eine große Anzahl von Menschen, die ähnliche Erfahrungen gemacht haben wie ich und dieses großartige Lichtwesen gesehen haben. Sie benennen es je nach ihrem religiösen Hintergrund. Aber eine Rose ist eine Rose, gleichgültig welchen Namen man ihr gibt.

Drittes Reich: Hölle

W.W.: Christus eröffnete Ihnen einen weiteren Ort, ein weiteres Reich: Dort befanden sich nur Verstorbene, die in Eifersucht, Haß oder anderen Selbstbefangenheiten gefangen waren, die sich gegenseitig schlugen usw. Können Sie diesen Ort etwas beschreiben?

G. Ritchie: Ich habe nie etwas Grausigeres gesehen. In diesem Reich erlebte ich eine Art Telepathie. Es ist nicht möglich, dort etwas zu sagen und gleichzeitig etwas anderes zu denken, denn man erlebt sofort jeden Gedanken unmittelbar. Christus ließ mich sehen, und ich erkannte alle Gedanken der Menschen, die sich in dieser Hölle aufhielten: Haß, Bigotterie, Engstirnigkeit. Es war wahrscheinlich das Furchtbarste, was man sich überhaupt vorstellen kann. Stellen Sie sich den gemeinsten, den niedrigsten, den furchtbarsten Menschen vor, den Sie kennen. Und nun stellen Sie sich ein ganzes Heer von Menschen dieser Art vor. In dieser Hölle gab es kein Feuer und keinen Schwefel, wie man es uns beigebracht hat, sondern es war viel schlimmer! Möchten Sie sich an einem solchen Ort aufhalten? Dort gibt es nichts, was einen hält, außer der eigenen Schlechtigkeit. Man muß mindestens so mies sein wie die Menschen dort, um dort bleiben zu können.

„Nichts in mir war schlecht genug“

H.K.: Also hatten Sie einen deutlichen Begriff, was gut und was böse ist?

G. Ritchie: Ja, ohne jeden Zweifel. Es besteht auch kein Zweifel darüber, daß nicht Gott oder Jesus Christus sie dort hingeschickt haben, sondern die Menschen haben sich aufgrund ihrer Lebensführung selbst in dieses Reich gebracht.

W.W.: Sahen Sie die verschiedensten Perversionen der Menschen in Bilderform, ähnlich wie beim Lebenspanorama?

G. Ritchie: Ich sah sie in der Ausführung der Tätigkeiten, direkt beim Handeln.

W.W.: Waren die Gedanken, die egoistischen und perversen Gefühle dieser Menschen identisch mit ihren Taten, die Sie erblickten?

G. Ritchie: Ich sah sexuelle Perversionen. Und hier liegt ein weiteres Mißverständnis. Es war nichts daran, was mit Genuß zu tun hatte, sondern es war nur die reine Machtausübung des einen Menschen über den anderen durch die Sexualität.

Während ich diese Schlechtigkeiten erblickte, stand Christus neben mir, erlaubte aber keinem Menschen, uns nahezutreten. Sie konnten uns nicht einmal erblicken. In diesem Reich möchte ich nicht für eine einzige Sekunde bleiben. Aber selbst dort, im Reich der Verdammten und Unglücklichen, gab es noch Engel, die versuchten, diese Menschen zu verwandeln, zu ändern. Aber diese Menschen glauben nicht an Engel, folglich sehen sie sie auch nicht. Sie können auch nicht hören und verstehen, was die Engel von ihnen wollen.

W.W.: Ist es so, daß der jeweilige Angelos das gesamte Leben, auch nach dem Tod, mit dem Menschen verbunden bleibt?

G. Ritchie: Dazu kann ich aus meinen Erfahrungen nichts sagen.

W.W.: War das Erleben dieser Menschen für Sie ein Akt der Selbsterkenntnis, weil Sie an ihnen Seiten entdeckten, die Sie auch selbst haben?

G. Ritchie: Ich entdeckte in mir nichts, das in meinem gesamten panoramaartigen Überblick über mein Leben schlecht genug war, um an das heranzureichen, was ich hier sah. Christus hat mir dieses Reich allerdings auch nicht gezeigt, um mir etwa zu verstehen zu geben, daß ich dort bleiben müßte. Andererseits konnte ich auch nichts in mir entdecken, daß mich qualifizierte, auf die höchste Ebene, in das höchste Reich zu gelangen.

In diesem Zusammenhang scheint mir ungeheuer wichtig, das 13., 14. und 15. Kapitel des Johannesevangeliums zu lesen. Es gibt nichts Vergleichbares in der gesamten Bibel, was ein besseres Verständnis für die Zusammenhänge geben kann, die wir hier besprechen. Das 14. Kapitel beginnt mit den Abschiedsreden:

„Nicht schwach soll werden euer Herz. Vertrauet auf die Kraft, die euch zu dem Vatergott und die euch zu mir führt. In dem Hause meines Vaters sind viele Wohnungen. Ich hätte sonst nicht zu euch gesprochen: Ich gehe hin, um euch die Stätte zu bereiten. Und wenn ich hingehe, um euch die Stätte zu bereiten, so komme ich neu zu euch und will euch aufnehmen und euer Sein mit meinem Sein vereinen, damit, wo mein Ich ist, auch euer Ich sein kann. Und ihr kennt den Weg dorthin, wohin ich jetzt gehe.

Da sprach Thomas zu ihm: Herr, wir wissen nicht, wohin du gehst. Wie sollen wir den Weg kennen? Jesus antwortete: Ich Bin der Weg und die Wahrheit und das Leben. Keiner findet den Weg zum Vater außer durch mich. Wenn ihr mich erkannt hättet, so kenntet ihr auch meinen Vater. Von jetzt an erkennt ihr ihn, denn ihr habt ihn gesehen." (Joh. 14, 1–7. In der Übersetzung von Emil Bock.)

Christus spricht dann in etwa weiter: Es ist notwendig, daß ich zum Vater gehe, denn wenn ich nicht von euch gehe, werde ich nicht den Heiligen Geist zu euch senden können, der euch führen will durch Wahrheit und Aufrichtigkeit. Und dann werde ich im Vater sein, der Vater in mir und wir in euch. – Dieser wunderbare Text faßt im Grunde die ganzen letzten Fragen in einer großen Antwort zusammen.

Auch ich gehe zur Kirche, besuche die Gottesdienste und unterrichte in der Sonntagsschule. Aber ich weiß heute, daß man Christus nur begegnen kann, wenn man in sein tiefstes Inneres vordringt. Ich weiß, daß Christus überall ist. Ich weiß, daß er in Ihnen genauso ist wie in mir.

Viertes Reich: Ebene des Wissens

W.W.: Christus offenbarte Ihnen dann eine neue Dimension, in der der reine Friede herrschte, eine Art riesiges Studierzentrum, in dem sämtliches Wissen aufbewahrt war und alle Menschen in ausfüllender Geschäftigkeit tätig waren. Ist es Ihnen möglich zu beschreiben, wie Ihnen klar wurde, daß in diesem Reich bzw. in diesen Gebäuden sämtliches Wissen der Welt aufbewahrt wird?

G. Ritchie: Ja, auf dieser Ebene des Wissens sah ich eine Art riesiges Studierzentrum, ein Studier- und Forschungszentrum. Ob alles Wissen aller Jahrhunderte dort gesammelt ist, weiß ich nicht, aber ich sah tatsächlich Menschen in Technischen Hochschulen, die studierten und forschten. Dabei hörte ich auch Sphärenmusik. Das war eine Musik, die mit nichts auf der Erde zu vergleichen ist. Ich erblickte Zentren für Kunst und Wissenschaft sowie ein theologisches Laboratorium, in das die Menschen aus dem ganzen Universum strömten. Diese Zentren waren alle mit Studienmaterial angefüllt. Die Menschen konnten sich dahinbegeben und mit dem Studium beginnen.

Aber ich betone noch einmal: Ich habe gewissermaßen nur „einen Kurztrip nach China" unternommen. Meine Zeit dort war nur sehr knapp bemessen, und ich bin nur jemand, dem nur ganz wenig gezeigt wurde.

W.W.: Rudolf Steiner spricht von einer Sphäre der geistigen Welt, die er Akasha-Chronik nennt, in der gleichermaßen alles das, was Menschen gedacht, gefühlt und getan haben, aufbewahrt wird; allerdings sind das keine Gebäude. Trotzdem scheint mir, daß Sie beide dasselbe beschreiben.

Halten Sie es für möglich, daß jeder, der unvermittelt in die geistige Welt schaut, diese in den Bildern sieht, die er sich durch seine Vorstellungen und Wahrnehmungen während seines Lebens gemacht hat? Sie sind Akademiker, deshalb tritt Ihnen diese Sphäre als das geballte Wissen in Form von Universitätsgebäuden und Laboratorien entgegen. Ein Indianer dagegen, der beispielsweise vor 200 Jahren in diese Sphäre geblickt hätte, würde dieses aufgespeicherte Wissen wahrscheinlich ganz anders wahrgenommen haben. Stimmen Sie mir zu?

G. Ritchie: Ich habe einen jüdischen Freund, dem Zugang zur Akasha-Chronik eröffnet worden ist. Er beschreibt sie als einen besonderen Bereich, in dem es so etwas ähnliches wie Gebäude gibt, in die man auch hineingehen kann und in denen man durch Engel und Erzengel geführt wird. Diese können Aufzeichnungen herausholen, in denen das gesamte Leben einer Seele von der Erschaffung bis zur Gegenwart aufgelistet ist. Ich selbst habe das nicht gesehen, aber mein jüdischer Freund. Ich bin völlig sicher, daß jeder Mensch, der genügend Durchhaltekraft aufbringt, Einblicke in diese Akasha-Chronik haben kann. Es ist auch wahrscheinlich, daß ein Indianer etwas anderes gesehen hätte. Dieses Reich dort drüben ist genauso vielfältig und differenziert wie das Reich unserer Erde.

Fünftes Reich: Die himmlische Stadt

W.W.: Unmittelbar bevor Sie in Ihren Körper zurückkamen, zeigte Christus Ihnen noch eine Stadt. Was war das für eine Stadt?

G. Ritchie: Ich reise gerade seit nunmehr fünf Wochen und habe dabei die erstaunlichsten Schönheiten gesehen, von der Westküste Amerikas bis zu diesem Moment, in dem ich aus dem Fenster blicke. Ich bin um die halbe Welt gereist und habe Dinge gesehen, die ich zuvor niemals sah. Wie dumm wäre ich gewesen, wenn ich vor fünf Wochen gesagt hätte, daß ich schon alles gesehen habe, was es gibt. Ich kann doch gar nicht lange genug leben, um alles auf dieser Welt zu erleben. Genausowenig kann ich lange genug leben, um alle Dinge in den anderen Reichen zu erblicken.

Dieser Stadt am nächsten kommt die Schilderung des Neuen Jerusalem. Es war eine Stadt aus purem Licht. Die Straßen waren wie aus vergoldetem Marmor, aber doch viel schöner. Und die Art des Lichtes in dieser Stadt ist durchaus mit der Ausstrahlung des Lichtes zu vergleichen, die der Christus hatte. Und ich hoffe, daß ich mich eines Tages so weit entwickeln werde, daß ich wieder dort hingelangen kann. *(Ritchie lacht an dieser Stelle).* Diese Stadt befindet sich aber nicht auf diesem Planeten, sie ist weit draußen im Kosmos.

Friede oder Zerstörung in der Zukunft?

W.W.: Christus eröffnete Ihnen auch zwei Zukunftsperspektiven: Zum einen sahen Sie die Erde durch Hurricans, Fluten, Erdbeben und andere Naturkatastrophen erschüttert, die Menschen in sich zerrissen und untereinander zerstritten, Sie sahen Kriege, Zerstörung usw. Zum anderen erblickten Sie eine friedliche Erde, weil Menschen begonnen haben zu lernen, was Liebe ist. Können Sie diese beiden Zukunftsperspektiven noch ein wenig konkreter beschreiben?

G. Ritchie: Ich sah beide Perspektiven. Zum einen sah ich sehr viele Naturkatastrophen, die an Häufigkeit und Intensität zunahmen, und Atombomben sowie ungeheure Zerstörungskräfte, die uns in die Lage versetzen, diesen Planeten zu zerstören und die ganze Menschheit zu vernichten. Auf der anderen Seite sah ich, wie die Menschen wahrhaftig zu lernen begannen, einander zu lieben, sich als Individuen respektierten und versuchten, einander kennenzulernen und zu verstehen. Das war eine Zeit großen Friedens. Christus wollte mir damit wohl zeigen, daß die Zukunft restlos von uns persönlich abhängt, insbesondere davon, wie wir uns entscheiden: ob wir seiner Lehre folgen oder nicht.

Man kann nicht im Zustand der Glückseligkeit verharren

W.W.: Sie haben es gelernt, die Menschen dadurch anders zu betrachten, daß Sie die Christuskraft in ihnen sehen. Können Sie das ein wenig erklären?

G. Ritchie: Das ist sehr schwierig. Ich erkenne nun das Potential, das die Menschen haben, nämlich so zu werden, wie uns Christus schuf. Und es ist für mich tragisch zu sehen, daß die große Mehrheit der Menschen keine Idee davon hat, daß Jesus existierte und zum Christus wurde, und wenn sie es wissen, legen sie keinen Wert darauf. Das bricht mir das Herz. Das Ermutigendste heute ist unsere Jugend, sind Religionsgemeinschaften wie die Christengemeinschaft und Organisationen, in denen Menschen ihr Leben dafür einsetzen, anderen Menschen zu helfen. Sie werden auf besondere Weise von Christus herausgefordert, sich ihm ganz hinzugeben.

W.W.: Was verändert sich für einen Menschen, wenn er von der Beschäftigung mit sich selbst absieht und versucht, statt dessen seinen Blick auf Christus zu lenken?

G. Ritchie: Ich will das anhand meines Erlebnisses folgendermaßen beantworten: Den Christus zu treffen, war für mich eine Transfigurationserfahrung. Gleich danach wurde ich wieder in das furchtbare Tal der Erdenwirklichkeit zurückgeschleudert, denn ich mußte in den gleichen Leib zurückkehren, der sehr schwach und krank war. Auch meine Träume und Hoffnungen auf ein Medizinstudium waren vorerst passé, und in Europa herrschte Krieg. Später wurde ich dann doch noch zum Medizinstudium zugelassen. Meine medizinische Ausbildung war sehr hart, und danach wirkte ich 13 Jahre als Hausarzt, während denen ich mit allen Tragödien und Dramen des menschlichen Lebens konfrontiert wurde. Diese ganzen Erfahrungen führten mich zur Psychiatrie.

Die Veränderung nach der Nah-Todeserfahrung besteht darin, daß man einen unglaublichen Sinn für die Kostbarkeit der Zeit und für die Wichtigkeit des Lebens bekommt. Ich kam zur Erde zurück und erkannte, daß ich kein bequemes Leben mehr haben würde, daß ich nicht meinetwegen, sondern seinetwegen zurückgeschickt worden bin. Heute müßte ich eigentlich pensioniert sein, aber es ist nun ganz anders gekommen. Ich hatte immer geglaubt, ich könnte im Rentnerdasein Dinge tun, zu denen ich sonst in meinem Leben bisher nicht gekommen bin, z.B. Golfspielen. Aber ich habe erkannt: Wenn man dem Christus wirklich folgen will, kann man nicht im Zustand der Glückseligkeit mit ihm gemeinsam verharren, sondern man muß zurück in das Tal, in dem die Menschen unsere Hilfe brauchen. Christus ist immer dort zu finden, wo das Elend unter den Menschen herrscht, und er versucht, es zu lindern oder es zu verwandeln. So zu handeln ist auch der Anspruch, den Christus an den einzelnen Menschen hat.

Und wer einmal Kontakt mit ihm aufgenommen hat, wird ihn nie wieder verlieren. Man würde es auch gar nicht ertragen, diesen Kontakt wieder zu verlieren. Ich beginne, anfänglich zu verstehen, warum Paulus willens war, sein Schicksal mit allen Qualen und Anstrengungen auf sich zu nehmen. Es ist nie leicht gewesen, Christus zu folgen. Meinen Jugendlichen sage ich immer wieder: Wenn ihr ihm wirklich folgen wollt, müßt ihr wissen, daß er der Anspruchsvollste, aber auch das Wesen mit der größten Liebesfähigkeit ist, dem ihr jemals begegnen werdet.

Auf dem Weg zu einem neuen Menschen

Interview mit Kenneth Ring

von Florin Lowndes

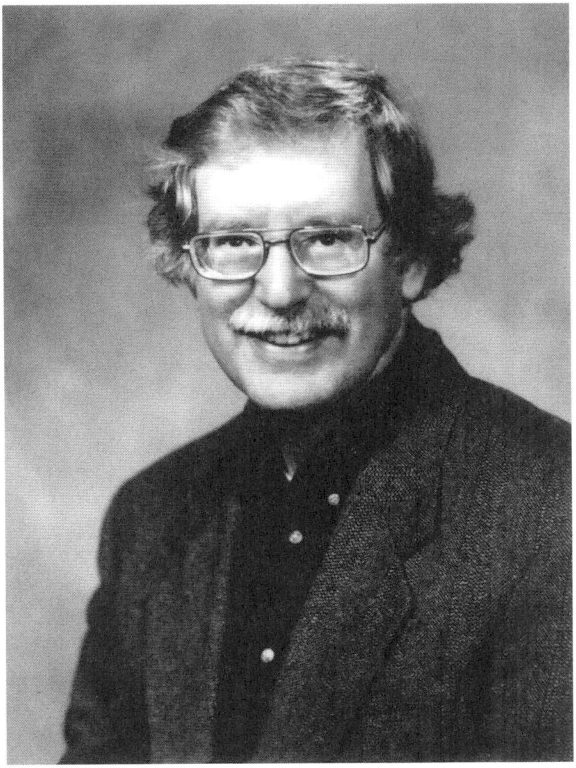

Dr. Kenneth Ring, *geb. 1935, Doktor der Psychologie. Wissenschaftliche Forschung auf dem Feld der sozialen und transpersonellen Psychologie und der Nah-Todeserfahrungen; emeritierter Professor an der Universität von Connecticut, USA, Mitbegründer und bis 1992 Präsident der International Association for Near-Death Studies (IANDS).*

Veröffentlichungen: „Life at Death", 1980, 1982 unter dem Titel „Den Tod erfahren, das Leben gewinnen" in deutscher Sprache erschienen; „Heading towards Omega", 1984 (Auf dem Weg nach Omega); „The Omega Project", 1992 (Das Omega-Projekt); außerdem zahlreiche wissenschaftliche Artikel.

Florin Lowndes: Im Mittelpunkt Ihres Interesses steht eine Wandlung in der Menschheitsentwicklung. Welche Rolle spielen darin Ihrer Ansicht nach Nah-Todeserfahrungen?

Kenneth Ring: Für mich sind Nah-Todeserfahrungen transzendentale Erfahrungen, die den Menschen zu höheren Formen des Bewußtseins führen, zu einem umfassenden, kosmischen Bewußtsein. Ich sehe Nah-Todeserfahrungen als eine Art Katalysator, der eine in jedem Menschen veranlagte Fähigkeit zu höheren Bewußtseinsformen anregt. Diese Fähigkeit steckt in jedem Menschen, ist aber normalerweise nicht entwickelt. Die Nah-Todeserfahrungen stoßen die Entwicklung dieser Fähigkeiten an und öffnen somit den Weg zu höheren Bewußtseinsformen.

Dies geschieht bei den meisten Menschen, die diese Erfahrung gemacht haben, und ist zunächst eine individuelle Erfahrung des einzelnen Menschen. Aber bis heute hatten vermutlich bereits Millionen von Menschen überall auf der Welt solche Erfahrungen. Eine Hochrechnung des Gallup-Instituts ergab 1992, daß in den USA 13 Millionen Menschen irgendeine Form von Nah-Todeserfahrung hatten (vgl.: George Gallup Jr.: „Gallup Poll. Current Trends in Population 1992" New York 1993). Dies steht in auffallendem Gegensatz zu Europa, wo man nur ziemlich selten von Menschen erfährt, die derartige Erlebnisse hatten. Die Summe all dieser Erfahrungen ist also groß. Ich gehe daher davon aus, daß die Summe der Einzelerfahrungen eine Kraft ist, die die Menschheit insgesamt zu einem höheren, umfassenderen Bewußtsein führt.

Der Anstoß zu höheren Bewußtseinsformen

F.L.: Die Menschen bringen als Ergebnis ihres Nah-Todeserlebnisses ein höheres Bewußtsein mit?

K. Ring: Richtig. Sie haben nicht nur ein viel umfassenderes und tieferes Bewußtsein für die Dinge des täglichen Lebens, sondern ihr Potential für höhere kognitive, also hellseherische und intuitive Fähigkeiten wird durch diese Erfahrung freigesetzt. Wenn diese Menschen ins Leben zurückkehren, sind sie zwar nicht über Nacht verwandelt, aber bei ihnen kommt ein Prozeß in Gang, der ihre bisher verborgenen Anlagen für ein höheres Bewußtsein aktiviert, so daß sie für höhere mentale Ebenen sensibilisiert werden. Sie werden spiritueller und entwickeln bestimmte Geisteskräfte wie z.B. hellseherische und intuitive Fähigkeiten, Heilkräfte usw. Es ist, als ob ein Same, der immer schon in ihnen schlummerte, nun aufgeht und zum Wachsen gebracht wird.

Viele Menschen hatten Nah-Todeserfahrungen, und in allen wächst der Same zu höheren Bewußtseinsformen, so daß ich vor mir ein ganzes Feld von Menschen sehe, die sich in dieser Weise entwickeln. Diese Menschen sind wie Wegbereiter oder Vorläufer von dem, was vielleicht die nächste Phase der Menschheitsentwicklung sein wird. Sie sind Brücken zu der Art von Entwicklung, die vor uns liegt.

F.L.: Und doch sind sie nicht die einzigen, die die Entwicklung heute vorantreiben.

K. Ring: Sicher nicht. Ich würde die Nah-Todeserfahrung auch gar nicht an erster Stelle nennen, wenn es um die Art der Entwicklung geht, die sich heute vielleicht anbahnt. Es gibt viele Arten von transzendentalen Erfahrungen, die Nah-Todeserfahrung ist eine davon.

F.L.: Können Sie weitere nennen?

K. Ring: Ich denke z.B. an tiefe religiöse oder spirituelle Erfahrungen, spontane Erfahrungen außerhalb des Körpers, lichtvolle klare Träume, schamanische Erfahrungen oder auch an Erfahrungen, die durch meditative Praktiken hervorgerufen werden. Jede Erfahrung, die zumindest vorübergehend die Mauern des Ego durchbricht, die den Menschen zu einem umfassenderen Bewußtsein führt, hat das Potential, die gleichen Verwandlungen wie die Nah-Todeserfahrung hervorzurufen.

Die Nah-Todeserfahrung ist vielleicht der Prototyp und möglicherweise das dramatischste Beispiel einer transzendentalen Erfahrung, sie ist aber nur ein Aspekt in dem Wandel, der sich durch sie andeutet. Deshalb muß sie auch in einem größeren Zusammenhang gesehen werden. Sie ist wichtig, weil so viele Menschen diese Erfahrung haben, aber sie ist nicht der einzige Faktor und nicht unbedingt der wichtigste.

Viele Erfahrungen haben ähnliche Eigenschaften wie die Nah-Todeserfahrung, sie führen aber nicht an den Rand des Todes. Es ist nicht so wichtig, wie man durch dieses Tor in ein höheres Bewußtsein hindurchgeht, sondern nur daß man diesen Schritt macht. Einige Menschen machen diesen Schritt, indem sie an den Rand des Todes kommen, andere können diese Erfahrung spontan haben, oder sie kann durch bestimmte Praktiken oder Mittel hervorgerufen werden. Aber solange Menschen einen Schritt in diese Richtung machen, werden sie auch in der gleichen Weise davon betroffen.

Also, man muß nicht an den Rand des Todes kommen, um eine gleichwertige Erfahrung zu machen, und die Art der Verwandlung, die durch eine Nah-Todeserfahrung hervorgerufen werden, ist für viele erreichbar, ob sie nun beinahe tot waren oder nicht.

Nah-Todeserfahrungen haben ihren Preis

F.L.: Ich bin Menschen begegnet, die solch höhere Bewußtseinsformen anstreben, indem sie einen entsprechenden Schulungsweg gehen. Wenn sie von den Menschen erfuhren, die Nah-Todeserfahrungen hatten, schienen sie eifersüchtig auf sie zu sein und wollten die Zuverlässigkeit der Erfahrungen nicht anerkennen. Sie sagten: „Ich gehe nun schon so viele Jahre auf dem Weg der Entwicklung, und hier kommt jemand, der das in ein paar Minuten erreicht?" Was würden Sie antworten?

K. Ring: Dasselbe Argument wird seit Jahren gegenüber psychedelischen Erfahrungen gemacht, die einige als billigen Effekt abtun. Menschen können einen mühseligen und langwierigen spirituellen oder religiösen Weg gehen und danach streben, in irgendeiner Form ein Gottesbewußtsein zu erreichen. Andere nehmen eine kleine Dosis LSD und plötzlich sind sie am Ziel. Das scheint unfair.

Aber ich denke, das ist nicht der Punkt. Ein beliebiger Mensch kann eine spirituelle Erfahrung haben. Ich sage nicht jeder. Aber transzendentale Erfahrungen sind nicht selten. Der wichtige Punkt ist aber nicht die Transzendenz, sondern die Entwicklung, die der Mensch im Anschluß an diese Erfahrung durchlaufen kann.

Jede transzendentale Erfahrung legt einen Samen, mehr nicht. Wenn aber jemand von seiner Erfahrung einfach nur entzückt ist und sich dann nicht entwickelt, hat er seine Erfahrung gewissermaßen verschwendet, statt sie zum Anlaß zu nehmen, sein Bewußtsein zu verwandeln.

Die Verwandlung des Bewußtseins, das ist der Dreh- und Angelpunkt. Ob die Verwandlung langsam vor sich geht oder ob sie durch eine plötzliche transzendentale Erfahrung angestoßen und vorangetrieben wird, spielt keine Rolle. Die Verwandlung ist alles, weil die Erfahrung selbst kurzlebig ist. Sie kommt, ist flüchtig und geht wieder weg. Was mit dieser Erfahrung gemacht wird, ist das Entscheidende.

Jeder, denke ich, sollte sich über die Verwandlung eines anderen freuen, wie rasant oder langwierig sie auch sein mag, und unabhängig davon, ob er selbst viele Jahre auf einem mühseligen geistigen Weg gewesen ist oder nicht.

F.L.: Zumal Nah-Todeserlebnisse an sich ja auch nicht ohne Anstrengung zu haben sind. Die Umstände, die zu diesen Erfahrungen führen, sind meistens alles andere als angenehm und bergen das Risiko in sich, tatsächlich zu sterben.

K. Ring: Ich bin froh, daß Sie diesen Punkt berühren, denn die unangenehmen Seiten der Nah-Todeserfahrungen wollen die meisten Menschen gar nicht wahrhaben: Jeder ist an solchen Erfahrungen interessiert, aber nur wenige interessieren sich für die Umstände, die zu diesen Erfahrungen führen. Kaum einer macht sich klar, daß Menschen mit Nah-Todeserfahrungen beinahe gestorben wären oder daß ihre Erlebnisse physische Nachwirkungen haben. Brinkleys Fall ist hier extrem, aber sicherlich nicht die Ausnahme. Der Preis, den diese Menschen für ihre Erfahrung zahlen müssen, ist extrem hoch.

Vor nicht langer Zeit ging ich mit zwei Freunden spazieren, die beide eine Nah-Todeserfahrung hatten. Sie beklagten sich, daß die schönen Seiten dieser Erfahrungen immer einseitig betont, daß aber die negativen Aspekte regelmäßig nicht zur Kenntnis genommen würden. Von den physischen, psychologischen und geistigen Schwierigkeiten, die daraus resultieren, daß man damit leben muß, beinahe gestorben zu sein und diese Erfahrung gemacht zu haben, daß man einen Preis für diese Erfahrung zahlen muß, davon will niemand etwas wissen.

Und in gewissem Sinne kann man Ähnliches über Menschen sagen, die psychedelische Drogen genommen haben. Man sagt: „Nimm einfach eine Dosis LSD, und du bist im siebten Himmel. Danach kommst du wieder zurück. So einfach." Aber ich denke, daß diese Art von leichtfertiger und fast arroganter Abwertung der psychedelischen Erfahrung jedem vergehen würde, der sie selbst durchlebt hat, denn er wüßte, daß es auch hier einen Preis zu zahlen gibt und daß diese Drogen eben nicht einen billigen transzendentalen Trip ermöglichen.

Das ist ein anderer wichtiger Punkt, über den man sprechen muß, um die Dinge wieder ins Gleichgewicht zu bringen. Den Nah-Todeserfahrungen steht die Kraft gegenüber, die es kostet, diese Erfahrung durchzustehen und hinterher damit zu leben.

Die Verwandlung der Erde

F.L.: Ich möchte jetzt auf den Aspekt der Verwandlung zurückkommen. Wenn ich Sie richtig verstanden habe, liegt der eigentliche Wert der Nah-Todeserfahrungen darin, daß sie eine Verwandlung des Bewußtseins einleiten können.

K. Ring: Richtig. Für den einzelnen Menschen bietet sich die Möglichkeit, aus seiner individuellen Erfahrung einen geistigen Nutzen zu ziehen, nämlich zu einem höheren Bewußtsein zu gelangen. Das ist die individuelle Ebene.

Dann sehe ich außerdem zwei übergreifende Aspekte. Zuerst gibt es, wie ich schon sagte, eine enorme Anzahl von Menschen, die aus dieser Erfahrung mit einem verwandelten Bewußtsein und einem veränderten Verhältnis zu ihrer körperlichen Existenz zurückkehren. Diese Menschen bilden in einem gewissen Sinne die Vorhut einer höheren Form der Menschheit, die im Entstehen ist. Das ist der eine Aspekt.

Der nächste Aspekt ist, daß das Bewußtsein dieser Menschen etwas entstehen läßt, was Rupert Sheldrake ein morphogenetisches Feld nennen würde. Das veränderte Bewußtsein dieser Menschen strahlt in ihre Umgebung aus und erzeugt eine Art von Bewußtseinsfeld, das etwas Ansteckendes hat und andere Menschen anregt. Allein die Existenz dieser Gruppe von Menschen mit Nah-Todeserfahrungen hat eine indirekte Auswirkung auf andere Menschen.

Ich habe z.B. in meiner eigenen Forschungstätigkeit die Erfahrung gemacht, daß Menschen, die sich die Mühe machen, Berichte von Nah-Todeserfahrungen zu studieren, die sich kundig machen, Bücher lesen, Kurse und Seminare mitmachen, Tagungen besuchen, schließlich ähnliche Bewußtseinsveränderungen zeigen wie Menschen, die selbst betroffen waren. Wenn wir ihnen dieselben Fragebogen vorlegen, die wir auch denen vorlegen, die ein Nah-Todeserlebnis hatten, dann wird deutlich, daß auch die, die nie eine solche Erfahrung hatten, aber aus zweiter Hand davon erfuhren, begannen, sich ähnlich zu verwandeln. Ihr Glaubenssystem z.B. veränderte sich ganz ähnlich, ebenso ihre Werte und ihr Verhalten. Auf diese Weise entfaltet sich das Potential der Nah-Todeserfahrungen nicht nur bei den direkt Betroffenen, sondern auch dort, wo Menschen nur aus zweiter oder dritter Hand von ihnen erfahren und sich offen mit ihnen auseinandersetzen.

F.L.: Man könnte also sagen, durch die Menschen mit Nah-Todeserfahrungen verändert sich die spirituelle Atmosphäre der Erde?

K. Ring: Sicher, sie beeinflussen das Bewußtseinsfeld unseres Planeten durch die Tatsache, daß ihr Bewußtsein selbst verwandelt wurde. Es ist fast so, als ob sich das Bewußtsein dieser Menschen konzentriert und auf dieser neuen Ebene so stark und so stabil wird, daß dadurch ein besonders starker Einfluß auf Menschen ausgeübt wird, mit denen sie sich persönlich oder indirekt austauschen.

Wenn Menschen mit Nah-Todeserfahrungen oder anderen transzendentalen Erfahrungen ihr Wissen einem größeren Publikum mitteilen – durch die vielen Bücher z.B., die so populär geworden sind –, wird die Information einer größeren Zahl von Menschen bekannt, und diese wiederum werden mehr oder weniger von der Energie der Nah-Todeserfahrenen beeinflußt und bis zu einem gewissen Grad, ich möchte nicht sagen verwandelt, aber verändert, in einigen Fällen sogar radikal.

Zum Begriff der Nah-Todeserfahrung

F.L.: Raymond Moody hat als erster den Begriff *Nah-Todeserfahrung* geprägt. Damit hat er ein neues Paradigma geschaffen und einen neuen Zugang zur Schwelle des Todes eröffnet. Ich habe bemerkt, daß in der neuesten Literatur der IANDS (International Association for Near-Death Studies) der Begriff *Nah-Todeserfahrung* nicht länger auf die Menschen begrenzt ist, die klinisch tot waren, sondern auf alle mystischen Erfahrungen ausgedehnt wird, die eine Verwandlung in der von Ihnen beschriebenen Art ermöglichen. Der Begriff *Nah-Todeserfahrung* ist heute also viel weiter gefaßt als ursprünglich von Moody.

K. Ring: Das ist richtig. Als Moody den Begriff zuerst verwendet hat, sprach er über Menschen, die physisch dem Tod nahe gekommen waren. Aber bald schon wurde deutlich, daß viele Menschen, die dem Tode nicht nahe waren, von Erfahrungen berichteten, die Nah-Todeserfahrungen in mehrerer Hinsicht gleichen. Der Begriff hat sich daraufhin geweitet, seine Bedeutung hat sich verallgemeinert. Ich denke, daß diese Verallgemeinerung nun eigentlich zu weit gegangen ist und es zu einer Auflösung des Begriffes *Nah-Todeserfahrung* kommen wird, wenn er nun jede Art von transzendentaler Erfahrung umfaßt, die die Art von Wandlung bewirkt, über die wir gerade sprechen.

Aus diesem Grunde bevorzuge ich den Begriff *geistige Wandlungserfahrung,* der in letzter Zeit von einigen Autoren benutzt wurde, unter anderem von Yvonne Casen, die selbst eine Nah-Todeserfahrung hatte. Sie verwendet den Begriff *geistige Wandlungserfahrung* als einen Sammelbegriff für viele verschiedene Arten von Erfahrungen, Nah-Todeserfahrungen inbegriffen.

Ich ziehe diesen Begriff vor, weil wir damit die begrenztere Bedeutung des Begriffes *Nah-Todeserfahrung* erhalten können und gleichzeitig alle anderen Arten von Erfahrungen nicht ausschließen, die gleichwertige Auswirkungen haben. Man sollte nicht alles Nah-Todeserfahrung nennen, denn das könnte für viele Menschen sehr verwirrend sein. Ich denke an Menschen, die eine bestimmte Erfahrung hatten und sich von dem Glanz und Reiz dieses Begriffes angezogen fühlen und ihn verwenden. Wenn man sie dann aber nach ihrer Erfahrung fragt, ist sie häufig sehr verschieden von dem, was wir uns unter einer typischen Nah-Todeserfahrung vorstellen. Ich halte es für nötig, eine Reihe von Kriterien zu benennen, die es uns ermöglichen, Nah-Todeserfahrungen sauber von anderen Wandlungserfahrungen abzugrenzen.

Nah-Todeserfahrung als eine Art Einweihung?

F.L.: Sie sagten, diejenigen, die klinisch tot waren, müßten einen hohen Preis zahlen. Ähnliches gilt für die Menschen, die die Mühsal auf sich nehmen, viele Jahre lang einen Schulungsweg zu gehen. Der Unterschied wäre, daß dieses sich über viele Jahre hinzieht und jenes nur wenige Minuten dauert. Sind letztendlich vielleicht die gesamten Mühen und Leiden des Studiums und der strengen Übungen dem Sterben vergleichbar?

K. Ring: Es gilt das alte Wort: „An ihren Früchten sollt ihr sie erkennen." Man muß wirklich auf die Auswirkungen dieser Erfahrungen blicken. Auch wenn die Erfahrung scheinbar plötzlich und unerwartet kommt, kann ihr tatsächlich viel karmische oder geistige Vorbereitung vorangegangen sein, so daß die Erfahrung wirklich eine dramatische geistige Auswirkung auf das Leben des Individuums haben kann. Sie kommt vielleicht nicht so plötzlich, wie es scheint. Man muß auch auf das sehen, was zu ihr hinführt und warum diese Erfahrung so einen gewaltigen Effekt auf das Individuum gehabt hat.

Dabei fällt mir ein, daß es im Zen-Buddhismus eine Tradition gibt, die sogenannte „Sonnenschule", die zu einer Art Einweihung führt. Der einzelne gelangt hierbei in einen beinahe fieberhaften geistigen Zustand, aus dem er durch schlagende, klatschende Geräusche herausgerissen werden muß. Danach soll diese Person in der Lage sein, die Früchte ihrer Erfahrung zu ernten.

F.L.: So ist die Erfahrung eigentlich nur die letzte Etappe einer langen Vorbereitung?

K. Ring: Ich denke, in einigen Fällen trifft das zu.

F.L.: Schaut man auf die frühen Einweihungsrituale, z.B. in der ägyptischen Kultur, so wird auch dort der Einzuweihende häufig an die Schwelle des Todes geführt, und nicht alle Kandidaten überlebten dies. Sind also Nah-Todeserlebnisse eine Art Einweihung?

K. Ring: Es gibt offensichtlich eine Ähnlichkeit zwischen Nah-Todeserfahrungen und Initiationserfahrungen, z.B. bei der Einweihung eines Schamanen. Vielleicht ist der größte Unterschied der, daß der Schamane vorbereitet ist. Zuerst wird er als ein potentieller Schamane identifiziert und dann regelrecht darauf trainiert, bestimmte Arten von Erfahrungen zu haben. Der Einzuweihende wird bestimmten Prüfungen, Zeremonien und Prozeduren unterworfen, bevor er dem eigentlichen Ritus der Einweihung unterzogen wird.

Bei Nah-Todeserfahrungen hingegen gibt es in der Regel keine geistige Vorbereitung, so daß das Individuum quasi hineingeworfen wird in diese Erfahrung, ohne eine wirkliche Basis für ein spirituelles Leben zu haben. Für diese Person ist es dann auch eher schwierig, mit dem Erlebnis zurechtzukommen. Aber zumindest in einigen Fällen gibt es eine Art von Vorbereitung auch für die Nah-Todeserfahrung.

Das Licht wurde zum Symbol des Todes

F.L.: Wie sehen Sie Ihre eigene historische Rolle in der Erforschung der Nah-Todeserfahrungen und beim Bemühen, dem Phänomen wissenschaftliche Anerkennung zu verleihen?

K. Ring: Die wirklichen Pioniere auf dem Gebiet sind wohl Elisabeth Kübler-Ross und Raymond Moody. Besonders Moody hat eine Reihe von Leuten in verschiedenen beruflichen Feldern wachgerüttelt und sie veranlaßt, dieses Phänomen genauer zu betrachten. Ich hingegen war ein Mensch der zweiten Generation, und es gab viele andere, die mitgearbeitet haben. Es kamen auch laufend Menschen hinzu. Viele von ihnen haben in den frühen 80er Jahren bei IANDS mitgearbeitet, wie z.B. Bruce Greyson und Michael Sabom und andere. Ich sehe mich als eine der Personen, die mitgeholfen haben, den Nah-Todeserfahrungen zu einer professionell-wissenschaftlichen Untersuchung zu verhelfen.

In meinem ersten Buch, „Life at Death“ (1980), habe ich vor allem versucht, die Aufmerksamkeit meiner akademischen Kollegen auf dieses besondere Phänomen zu lenken und ihnen die Tragweite dieses Forschungsgebietes deutlich zu machen. So war ich einer der Fürsprecher der Nah-Todeserfahrung, und sie hat sicherlich in den letzten 15 Jahren große Beachtung gefunden. Aber das ist nicht allein mein Verdienst, viele Wissenschaftler und Spezialisten verschiedener Gebiete in verschiedenen Ländern, den USA, in Kanada, Westeuropa, Australien und auch im Fernen Osten, haben ihren Beitrag dazu geleistet.

F.L.: Wie sehen Sie die Zukunft dieses Phänomens?

K. Ring: Mir scheint die Erforschungsphase dieses Phänomens schon vor zehn Jahren abgeschlossen gewesen zu sein, denn die aktivsten Forscher haben ihre wichtigsten Arbeiten ungefähr zwischen 1980 und 1985 veröffentlicht. Danach wurde die Nah-Todeserfahrung fast ein Standardthema der populären Kultur hier in den USA und in einigen anderen Ländern. Es wurde in Fernsehshows diskutiert, im Radio und in den Zeitungen. Viele Kinofilme, Cartoons, Kurzgeschichten basierten auf Motiven von Nah-Todeserfahrungen. Sie wurden sozusagen Alltagsgespräch. Erst mit der Popularisierung aber wurde es möglich, ganz anders über den Tod zu denken.

Im Westen war über Jahrhunderte hinweg der düstere Sensenmann – ein furchterregendes Gespenst – das vielleicht bestimmendste Symbol des Todes.

Wenn auch unbewußt, verursacht es in der Psyche der meisten Menschen eine tiefe Unsicherheit gegenüber dem Tod. Jeder weiß, daß er irgendwann sterben wird, aber er weiß nicht wann und unter welchen Umständen, und er weiß nicht, was nach dem Tod ist oder ob da überhaupt etwas ist. Dieses Unwissen erzeugt eine tiefe Verunsicherung. Die Nah-Todeserfahrungen vieler Menschen und die in die Kultur gesickerte Information darüber hat hier im Laufe der Jahre das Lichtwesen oder das Licht selbst zum dominierenden Symbol des Todes gemacht.

Tatsächlich haben wir uns vor kurzem über all diese Bücher amüsiert, die den Begriff Licht im Titel führen. Man braucht sich bloß die Buchdeckel anzuschauen. Die Menschen denken heute über den Tod total anders als früher, sagen wir vor 1980. Es herrscht jetzt ein viel positiveres Bild vom Tod, ein hoffnungsvolleres, transzendentaleres Bild. Und ich denke, daß die Menschen auch nicht mehr so viel Angst vor dem Tod haben und deshalb auch weniger Angst vor dem Leben. Diese Entwicklung hatte einen tiefen Einfluß auf die Kultur insgesamt und wird wohl weiter wirken. Wohin das geht, weiß ich nicht. Aber wie ich schon sagte, erscheinen mir diese Erforschung der Nah-Todeserfahrungen und die Erfahrungen selber als ein Glied eines evolutionären Wandels zu einer höheren Bewußtseinsebene, wo die Angst vor dem Tod eines Tages vielleicht ganz verschwunden sein wird, und in meinen Augen sehen wir die Anfänge dieses kulturellen Wandels in unserer Zeit.

F.L.: Ich glaube, daß die Art, wie wir über den Tod denken, auch die Art bestimmt, wie wir unser Leben führen. Wenn wir das gegenwärtige Bild des Todes als das Ende vom Leben wandeln können in ein Bild des Todes als einen Anfang, wenn statt der Dunkelheit das Licht zum Symbol des Todes wird, dann scheint mir das eine komplette Umkehrung zu sein und nicht nur ein Wandel.

K. Ring: Nun, ich würde sagen, die Nah-Todeserfahrung markiert einen Wendepunkt in der westlichen Kultur, die sich seit dem Beginn der Naturwissenschaften entwickelt hat und deren Kennzeichen der Materialismus und eine rationalistische Sicht des Universums sind. Viele Menschen glauben heute an die Bilder, die ihnen die Wissenschaft vermittelt, sie denken, das Universum sei ein bedeutungsloser Ort und das Leben ein Zufallsprodukt. Bewußtsein können sie sich nicht losgelöst von Materie vorstellen, denn sie meinen, das Bewußtsein sei ein Produkt des Gehirns und ohne dieses nicht möglich.

Diese Weltanschauung hat sich im 19. Jahrhundert etabliert und ist immer noch mit unserem wissenschaftlichen Denken tief verbunden. Die Nah-Todeserfahrungen brechen nun in dieses Weltbild ein und stellen es in Frage. Viele Menschen der intellektuellen Schichten machen sich mehr und mehr Gedanken oder werden zumindest mit diesem neuen Gesichtspunkt konfrontiert, der eigentlich ein Wiederhochkommen einer sehr alten Weltanschauung ist, die verloren ging, als die materialistische Wissenschaft geboren wurde.

So denke ich, daß die Nah-Todeserfahrung nicht allein, aber als Teil einer ganzen Kette von kulturellen Ereignissen unser Bewußtsein und unser Denken wirklich verändert, unser Denken über die Natur der Wirklichkeit und die Möglichkeit des Weiterlebens nach dem physischen Tod. Sie ist also meiner Meinung nach ein sehr bedeutender Beitrag zum Wandel in unserem Denken.

F.L.: Ermöglichen Nah-Todeserfahrung es uns, die materialistischen Tendenzen unserer westlichen Kultur zu durchbrechen?

K. Ring: Ja, denn wenn die Nah-Todeserfahrungen und das, was aus ihnen folgt, akzeptiert werden, ist es einfach unmöglich, gleichzeitig ein materialistisches Weltbild aufrechtzuerhalten. Genauso wie Liebe und Angst unvereinbare Zustände sind, sind die Maßstäbe und Werte, die sich aus der Nah-Todeserfahrung ergeben, unvereinbar mit dem Materialismus. Die materialistische Weltanschauung wird einfach zu einer besonderen Form von Unwissenheit degradiert und schließlich aufgegeben werden, denn sie ist eine falsche Weltanschauung.

Aus der Sicht materialistischer Wissenschaft und Weltanschauung stellt die Nah-Todeserfahrung somit eine Bedrohung dar, und das ist meiner Ansicht nach der Grund, warum es so einen ausdrücklichen Widerstand gegen ihre Anerkenntnis gibt, warum so nachhaltig versucht wird, sich über sie lustig zu machen, sie abzuwerten oder sie lächerlich zu machen.

Positive Auswirkungen der Nah-Todeserfahrungen im weiteren Leben

F.L.: Ich möchte nun auf Ihre eigene Forschung auf diesem Feld zu sprechen kommen. Ihr Buch „Life at Death" *(Leben im Tode)* wurde ein paar Jahre nach dem Erscheinen in englischer Sprache auch ins Deutsche übersetzt, ist aber schon viele Jahre vergriffen. Mich hat überrascht, daß ihre anderen Bücher, die ich persönlich für viel wichtiger halte, insbesondere „Heading towards Omega" *(Auf dem Weg nach Omega)* und zuletzt „The Omega Project" *(Das Omega-Projekt),* nicht übersetzt wurden. Können Sie etwas über das Thema oder das Anliegen Ihres Buches „Heading towards Omega" sagen?

K. Ring: Das Hauptaugenmerk dieses Buches lag auf der Erforschung der Nachwirkungen der Nah-Todeserfahrungen, es wurde untersucht, wie sich das Leben der Menschen, die durch diese Erfahrungen hindurchgegangen sind, verändert hat. Die Betonung dieses Buches lag also nicht auf der Erfahrung selbst, sondern auf den verändernden Auswirkungen, die den Wert der Erfahrung bestimmen.

In meinem ersten Buch „Life at Death" habe ich mich auf den Charakter der Nah-Todeserfahrung selbst und einige Faktoren, die sie beeinflussen können, konzentriert. Ich habe z.B. beschrieben, wie sich die Umstände, die zu diesem Erlebnis führten – Krankheit, Selbstmordversuch, Unfall usw. –, auf die Art des Erlebnisses auswirkten. In „Heading towards Omega" folgte dann als nächster Schritt die Untersuchung der Auswirkungen der Nah-Todeserfahrung im weiteren Leben. Ich komme dort zu dem Ergebnis, daß so, wie die Nah-Todeserfahrung selbst bestimmte Muster aufweist, auch die Auswirkungen bestimmte Muster haben. Dies ist inzwischen mehrfach von anderen Forschern bestätigt worden.

F.L.: Können Sie diese Auswirkungen kurz nennen?

K. Ring: Typische Folgen waren z.B. der Verlust der Angst vor dem Tod; eine größere, fast vollkommene Überzeugung, daß es ein Leben nach dem Tod gibt; eine größere Wertschätzung des Lebens; eine größere Achtung vor sich selbst, ein größeres Selbstwertgefühl; eine viel tiefere Fähigkeit zu Mitleid, Zärtlichkeit und Liebe und ein stärkeres Verlangen, diesen Gefühlen gemäß zu handeln; eine weniger materialistische Lebensorientierung; ein verstärkter Sinn für Spiritualität – aber nicht unbedingt eine verstärkte Religiosität – und ein größeres Zielbewußtsein. Zusammengefaßt gab es ein sehr einheitliches Veränderungsprofil, das die Menschen immer wieder als ein Ergebnis ihrer Erfahrung beschrieben.

Zum Ende dieses Buches versuchte ich dann zu beschreiben, was die Tatsache, daß so viele Menschen diese gleichartige Erfahrung haben, für die Menschheit insgesamt bedeutet. Ich entwickelte dort die Idee, daß die Nah-Todeserfahrung an sich einen Schub in die Entwicklung eines höheren Bewußtseins für die ganze Menschheit bringt.

Homo noeticus

F.L.: Und hier entwickeln Sie die Vorstellung vom *Homo noeticus*, einer neuen Art von Mensch. Der Homo sapiens wird im allgemeinen als der Höhepunkt der Evolution betrachtet. Aber dem Homo noeticus schreiben Sie die Fähigkeit zu, aufgrund verwandelter geistiger Fähigkeiten eine Umkehr in der Richtung der Menschheitsentwicklung bewirken zu können. Können Sie das genauer beschreiben?

K. Ring: Ich habe den Begriff *Homo noeticus* von meinem Freund und Kollegen John White übernommen, der ihn in einem Vortrag 1980 benutzt hat. Aber er ist wirklich nicht neu. Weder das Wort noch die Idee stammen von mir. Viele Menschen sehen in der Geschichte der Entwicklung der Menschheit bestimmte Knotenpunkte, und wir gehen vielleicht gerade durch so einen Knotenpunkt.

Meine Idee ist eigentlich nicht sehr verschieden von den Ideen Richard Maurice Buckes, dem kanadischen Psychiater, der über die Wende im 20. Jahrhundert ein Buch mit dem Titel „Cosmic Consciousness" (New York 1969) geschrieben hat. Darin postuliert er eine Reihe von Veränderungen, die denen, die ich in meinem Buch beschreibe, ähnlich sind.

Mit meinem Begriff des Homo noeticus meine ich ein Individuum, das die Früchte einer transzendentalen Erfahrung – wie z.B. einem Nah-Todeserlebnis – geerntet hat. Dieses Individuum fängt an, mit viel höheren geistigen Fähigkeiten zu arbeiten, die intuitiver und hellseherischer Art sind. Die latenten Möglichkeiten für ein erhöhtes geistiges Bewußtsein sind bei diesem Individuum durch die Nah-Todeserfahrung in einem dramatischen Ausmaß entwickelt worden.

Ich meine, daß wir alle diese Potentiale in uns haben. Es muß nur ein Knopf gedrückt, eine Funke geschlagen werden, etwas muß unser besonderes Potential aktivieren. Die Nah-Todeserfahrung kann dieser Funke sein. Wenn der einzelne durch eine besondere Art der Initiation hindurchgeht, dann werden alle diese latenten Kräfte höherer kognitiver Art und ein größeres geistiges Unterscheidungsvermögen in ihm fast wie von selbst entwickelt. Die Nah-Todeserfahrung ist wie der Schalter, der das Licht anknipst.

Und ich nehme Menschen wahr, die sich in dieser Art entwickeln, gewissermaßen die ersten Prototypen der nächsten Entwicklungsstufe der Menschheit auf dieser Erde. Daher nenne ich diese Menschen Homo noeticus, ein Durchgangsstadium zwischen Homo sapiens und einer höheren Stufe, die man vielleicht Homo universalis nennen kann.

F.L.: Mir fällt auf, daß diese Ideen gewisse Parallelen zu dem aufweisen, was Rudolf Steiner zu Anfang unseres Jahrhunderts gesagt hat. Sind Sie mit Rudolf Steiner und der Anthroposophie vertraut?

K. Ring: Ich weiß ein wenig über Steiner. Und zumindest eines seiner Bücher habe ich vor langer Zeit gelesen, aber er war nie jemand, der für mein Denken von Bedeutung war. Wenn bei meinen Arbeiten ein Einfluß feststellbar sein sollte, dann wurde er wohl eher durch Arbeiten von anderen vermittelt, die ihrerseits von ihm beeinflußt wurden. Steiner war für mein Denken und für mein Werk nicht wichtig. Vielleicht wird er es einmal, aber bisher war er es nicht.

F.L.: Aber Sie kommen zu einer ähnlichen Schlußfolgerung wie Steiner. Er spricht von einer neuen Bewußtseinsform des Menschen, die in unserer Zeit hervortritt. Er nennt diese neue höhere Bewußtseinsstufe „Bewußtseinsseele", die auch zum Homo noeticus gehören könnte.

K. Ring: Nun, ich kam zu der Vorstellung eines neuen Menschen tatsächlich durch fast logische Schlußfolgerung aus meinen Forschungsergebnissen. Ich sage nicht, daß andere, die ähnliche Daten gesammelt haben, notwendigerweise zu demselben Schluß kommen, aber für mich ist er logisch und enthält doch auch einen gewissen spekulativen Sprung.

Sehen Sie, es war ein besonderer Aspekt meiner Arbeit, der mich zu diesem Schluß führte. Ich sprach im Laufe der Zeit mit vielen Menschen, letztendlich wohl mit Hunderten mit sehr ähnlichen Erfahrungen und sehr ähnlichen Verwandlungen. Es war für mich beinahe, als ob ich nicht mit vielen verschiedenen, sondern mit *einer einzigen* Person sprechen würde. Ich stellte mir schließlich eine Welt vor, in der diese Art von Mensch die Norm wäre. Und da war es für mich klar, daß bereits heute etwas im Entstehen ist, was sich wie ein gutartiger Virus immer weiter in der Menschheit ausbreitete, entweder direkt oder indirekt durch Begegnung. Daraus folgte für mich, daß diese Art Mensch tatsächlich die nächste Evolutionsstufe der Menschheit darstellt.

Erst nachdem ich aufgrund meiner eigenen Forschungsergebnisse zu diesen Schlußfolgerungen gekommen war, suchte ich in der Literatur nach anderen Quellen, anderen Autoren, die ähnliche Gesichtspunkte hatten, und so habe ich z.B. zu den Büchern von John White gegriffen („The Highest State of Consciousness", New York 1972; „The Meeting of Science and Spirit. Guidelines for a New Age", New York 1990), und ich wurde mit den Lehren von Sri Aurobindo (Hindu, Philosoph und Geistlehrer) vertraut, der einen entwicklungsgeschichtlichen Gesichtspunkt verfolgt, oder ich fand Autoren wie Gopi Krishna („Kundalini. The Evolutionary Energy", Berkeley 1970), der auch von einem ähnlichen Gesichtspunkt aus argumentiert. Aber das kam alles nach den Fakten. Die Fakten waren für mich die empirischen Daten, das faktisch Relevante.

Das Omega-Projekt

F.L.: Können Sie etwas über Ihr Buch „The Omega Project" sagen?

K. Ring: In „The Omega Project" habe ich versucht, die Parallelen zu erforschen, die es möglicherweise zwischen Nachwirkungen von Nah-Todeserfahrungen und Nachwirkungen unterschiedlicher Arten von UFO-Begegnungen gibt. Was ich auf der Basis meiner empirischen Forschungen in diesem Buch herausfand, war, daß es vergleichbare Veränderungen bei beiden Gruppen von Nachwirkungen gibt, angefangen bei Änderungen in den Ansichten und Werten, über

Änderungen im Verhalten bis hin zu psychophysischen, physiologischen und neurologischen Veränderungen. Es scheint so, als ob Menschen, die sehr unterschiedliche Erfahrungen hatten, doch ähnliche Verwandlungsprozesse durchlaufen.

Aufgrund dieser Ergebnisse halte ich es für möglich, daß es eine Art planetarischer Intelligenz gibt. Es scheint so etwas wie ein übergreifendes planetarisches Bewußtsein – einen planetarischen Geist – zu geben, das vollkommen wohlwollend ist und die Menschheit in einem bestimmten Sinne auf die Ebene seines eigenen, höher entwickelten Bewußtseins emporziehen möchte. Es ist wie eine elterliche Intelligenz für die Menschen hier auf der Erde, die mehr wie Kinder sind. Diese Kinder sind dabei, ihr eigenes Nest zu verschmutzen. Sie sind dabei, ihre einzige Heimat zu zerstören. Und diese planetarische Intelligenz, dieser Geist, der eigentlich nicht eingreift, versucht aber die Menschen auf diesem Planeten anzusprechen, er will sie dazu bringen, in größerer Harmonie mit der Erde zu leben, er versucht durch diese transzendentalen Erfahrungen Nachrichten und Hinweise zu geben.

Aber die wirksamste Weise, das zu vermitteln, ist nicht, diese Dinge zu predigen oder die Menschen auf ihre Versäumnisse aufmerksam zu machen. Am wirksamsten ist eine Veränderung der Umstände, so daß mehr und mehr Menschen diese transzendentalen Erfahrungen haben können. Durch diese Erfahrungen kann der einzelne selbst in seinem Bewußtsein verwandelt werden, und er wird so dahin geleitet, in größerer Harmonie und mit einem umfassenderen Bewußtsein der lebendigen Erde, mit einem höheren Sinn für die Heiligkeit der Erde zu leben. Wie mein Freund John White sagte: „Wir werden keinen besseren Planeten haben, bevor wir nicht bessere Menschen haben.“ Diese transzendentalen Erfahrungen, die massenhaft auftreten, werden den besseren Menschen hervorbringen, und das wird uns erlauben, so hoffe ich, immer mehr in Harmonie mit der Erde zu leben.

Ich behaupte nicht, daß diese Dinge durch außerirdische Wesen vermittelt werden. Ich könnte auch nicht sagen, ob es wirklich Außerirdische gibt, aber ich bin mir ziemlich sicher, daß es eine ganze Hierarchie von unsichtbaren Geistwesen gibt, die mit uns zusammenarbeiten oder es zumindest versuchen, und daß sie alle in einem gewissen Sinne unter der Leitung dieses übergreifenden oder planetarischen Bewußtseins stehen.

Das sind die Ideen, die ich versucht habe, zum Ende meines Buches „The Omega Project“ auszuführen. Genau wie in „Heading towards Omega“ wurzeln sie in meinen eigenen empirischen Forschungen mit Menschen, die außergewöhnliche Begegnungen hatten.

F.L.: Gibt es eine Verbindung zwischen diesem planetarischen Geist und dem Lichtwesen, dem die Menschen in den Nah-Todeserfahrungen begegnen?

K. Ring: Wenn es eine Beziehung zwischen den beiden gibt, dann sind die Lichtwesen, die das Bewußtseinsfeld oder das geistige Feld der Nah-Todeserfahrung beherrschen, auf einer viel höheren Ebene als der planetarische Geist. So jedenfalls ist meine Vorstellung. Die Lichtwesen sind weiter entfernt von uns als der planetarische Geist. Der planetarische Geist ist nach meiner Ansicht eine Art von vermittelnder Intelligenz. Er wird von beiden Seiten beeinflußt, von den Lichtwesen auf der einen Seite und von den Sehnsüchten und unbewußten Wünschen und Ängsten der Menschen auf der anderen.

Sehen Sie, er ist wie eine mittlere Ebene. Er spiegelt zum einen das wieder, was hier in bezug auf die kollektive menschliche Psyche auf unserem Planeten passiert, auf der anderen Seite zieht er uns zu der Art von leuchtender Intelligenz, die durch die Lichtwesen repräsentiert wird, denen man in der Nah-Todeserfahrung begegnet. Er ist eine mittlere Ebene, die uns aber zu diesen Lichtwesen hinziehen will.

Wenn man sich das räumlich vorstellen will, wäre der planetarische Geist eine Art Hülle, die die Erde umgibt. Diese Hülle wird von dem berührt, was unter ihr auf der Erde ist, sie wird aber auch von dem, was über ihr, was höher als sie ist, berührt. Die Lichtwesen sind ein Teil dieser höheren geistigen Dimensionen. So wird diese Schicht gleichzeitig von den Menschen auf der Erde und von den geistigen Wesen, die in einem gewissen Sinne höher sind, beeinflußt.

F.L.: Der planetarische Geist wäre demnach so etwas wie eine Membrane der Erde?

K. Ring: Ja, ungefähr so. Aber das ist nur ein Bild, das ich verwende, um deutlich zu machen, daß ich wirklich an eine geistige Hierarchie glaube. Wir Menschen auf der Erde befinden uns auf einer bestimmten Stufe dieser Hierarchie. Eine der höchsten Stufen, die wir bewußt erreichen können, ist die Stufe, in die wir gelangen, wenn wir Nah-Todeserfahrungen haben und Lichtwesen begegnen, die durchströmt sind mit allem Wissen, mit kosmischem Wissen. Meinem Verständnis nach gibt es da verschiedene Stufen oder Ebenen.

F.L.: Welche anderen Aspekte werden in Ihrem Buch außerdem noch berührt?

K. Ring: Ich gehe z.B. der Frage nach, warum bestimmte Menschen eine Nah-Todeserfahrung haben, während andere dem Tod nahe kommen und nicht von solchen Erfahrungen berichten oder sich nicht an sie erinnern können. Das gilt auch für UFO-Begegnungen.

So habe ich entdeckt, daß es eine Reihe von typischen Kindheitserfahrungen gibt, die Menschen offensichtlich befähigen, solche Erfahrungen zu haben. Es gibt eine Art psychologisches Profil, von dem es abhängt, ob Menschen entsprechende Erfahrungen machen können oder nicht. Diese Erfahrungen kann scheinbar nicht jeder machen.

F.L.: Ihr letztes Buch – „The Omega Project" – kam 1992 heraus. Wo stehen Sie heute? Welche neuen Ideen oder Richtungen erforschen Sie?

K. Ring: Gegenwärtig arbeite ich an einem neuen Buch, das anders ist als meine bisherigen Bücher, obwohl es auch mit Nah-Todeserfahrungen zu tun hat. Dieses Buch versucht die Nah-Todeserfahrung als einen geistigen Unterricht aufzufassen oder als ein Erlebnis, aus dem geistige Lektionen gelernt werden können, und es versucht, diese Lektionen ausdrücklich darzustellen, so daß Menschen, die sich zu Nah-Todeserfahrungen hingezogen fühlen, es benutzen können, um ihr tägliches Leben zu verbessern, um besser auf den Tod vorbereitet zu sein und besser mit dem Sterben anderer zurechtzukommen.

Das Buch schaut nicht so sehr auf die Nah-Todeserfahrung selbst oder die Menschen, die dieses Erlebnis hatten, sondern es richtet sich an die Menschen, die dieses Phänomen interessiert, die selbst keine derartige Erfahrung hatten, die aber die Einsichten und Erkenntnisse der Nah-Todeserfahrung in ihr tägliches, praktisches Leben und letztendlich ihr Sterben einfließen lassen wollen.

Dieses Buch versucht die Schätze der Nah-Todeserfahrung an jeden zu verschenken, der sich die Mühe machen will, diese Schätze für sich selbst zu heben.

Blinde werden sehend

Sie haben mich immer wieder nach meinen Ideen gefragt, und diese Ideen kommen mir stets im Zusammenhang mit den Ergebnissen meiner Forschung. Sie sind wie Nebenprodukte meiner Arbeit. Ich fühle mich nicht als Denker oder Philosoph oder jemand, den Metaphysik oder esoterische Ideen interessieren. Ich bin ein Forscher, und meine Forschung hat mich immer am meisten interessiert.

Woran ich gerade arbeite und was ich gerade zu Ende bringe, ist ein Projekt, an dem ich fast zwei Jahre gearbeitet habe: Eine Studie über die Nah-Todeserfahrungen von Blinden. Immer wieder wurde behauptet, Blinde könnten während ihrer Nah-Todeserfahrung sehen, aber bisher ist diese Behauptung nie überprüft worden. In einem mir bekannten Fall war diese Behauptung frei erfunden, und ich wollte mir einfach Klarheit verschaffen.

Wir haben daher mehr als 30 solcher Menschen interviewt und herausgefunden, daß ihre Berichte darauf hindeuten, daß sie tatsächlich sehen konnten. Sie konnten diese Welt sehen, und sie konnten die andere Welt sehen. Wir versuchen auch, soweit möglich, ihre Berichte von Dingen, die sie in der physischen

Welt sehen konnten, zu überprüfen und zu bestätigen. Und das ist tatsächlich auch besonders in den Fällen gelungen, in denen die Menschen von Geburt an blind waren und daher auch gar keine Vorstellung vom Aussehen der Dinge haben konnten. Trotzdem berichten sie zutreffend von Gegenständen, von denen sie keine Ahnung haben konnten und die sie ganz sicher niemals mit ihren Augen gesehen haben.

Ich denke, daß diese Fakten einige tiefgreifende Fragen aufwerfen. Wie ist so etwas möglich? Offenbar überschreiten wir nach dem Tod die Grenzen, die unserer Wahrnehmung im Leben gesetzt sind.

Ich bin von diesen Ergebnissen sehr fasziniert und lebhaft daran interessiert, sie zu veröffentlichen, und habe es zum Teil auch schon getan. Ich beabsichtige auch, sie vor wissenschaftlichem Fachpublikum vorzutragen, um zu sehen, wie man diese Phänomene überhaupt erklären kann und welche Implikationen sie für andere beinhalten.

F.L.: Diese Ergebnisse sind meiner Meinung nach revolutionär, weil sie die Basis unserer normalen Weltsicht in Frage stellen, zumindest die der visuellen Wahrnehmung.

K. Ring: Ja, denn man könnte aus ihnen schließen, daß wir gar nicht mit unseren Augen sehen. Unsere Augen sind vielleicht ein Hilfsmittel zum Sehen, aber es gibt anscheinend eine nicht an das Vorhandensein physischer Sehorgane gebundene Sehkraft, die uns während extremer Situationen wie Nah-Todeserlebnissen optische Eindrücke vermittelt. Diese Sehkraft ist vielleicht sogar die primäre Art des Sehens, die nur von unserer physischen Sehkraft verdeckt wird.

Ich möchte nicht spekulieren, aber wir suchen nach einer konventionellen Erklärung für dieses Phänomen. Die Berichte, die uns insbesondere seit Geburt blinde Menschen geben, sind so übereinstimmend, daß es eine Herausforderung für Menschen mit materialistischem Weltbild darstellen wird, diese Berichte mit einer neurologischen Theorie oder dem konventionellen Verständnis der Sehkraft zu erklären.

Johannes Rogalla von Bieberstein
Die These von der Verschwörung 1776–1945
Philosophen, Freimaurer, Juden, Liberale und Sozialisten als Verschwörer gegen die Sozialordnung
216 S., kt. DM 33,00 / ISBN 3-926841-36-2

Jimmy Carter
Frieden schaffen im Gespräch
Ein Impuls für die nächste Generation
Dez. 1995, ca. 200 S., kt. DM 32,00
ISBN 3-926841-71-0

Carola Cutomo
Medialität, Besessenheit, Wahnsinn
188 S., kt. DM 19,80 / ISBN 3-926841-19-2

Klaus Engels
Destruktive Kulte im Spannungsfeld von Kirche und Gesellschaft
212 S., kt. DM 28,00 / ISBN 3-926841-46-X

Hans-Diedrich Fuhlendorf
Rückkehr zum Paradies oder Erbauen des Neuen Jerusalem?
Geschichtsbetrachtungen in apokalyptischer Zeit
352 S., kt. DM 39,00 / ISBN 3-926841-37-0

Wolfgang Gädeke
Anthroposophie und die Fortbildung der Religion
448 S., Ln. DM 48,00 / ISBN 3-926841-23-0
kt. DM 36,00 / ISBN 3-926841-24-9

Dieter Hornemann
Geheimnisvolles Afrika
Anthroposophische Arbeit im Urwald
102 S., 32 farb. Abb., kt. DM 26,00
ISBN 3-926841-60-5

Johannes Kiersch
Fragen an die Waldorfschule
148 S., kt. DM 19,80 / ISBN 3-926841-33-8

Peter Krause
Das Judasproblem
Von den spirituellen Hintergründen der Gewalt
128 S., kt. DM 19,80 / ISBN 3-926841-38-9

Peter Krause
Feuer in Tschernobyl
Die Ukraine nach dem SuperGAU
168 S., 37 farb. Abb., kt. DM 28,00
ISBN 3-926841-58-3

Anschrift, Abo- und Bezugsbedingungen siehe Impressum, 2. Umschlagseite.
Alle Titel auch im Buchhandel erhältlich.
Preisänderungen vorbehalten.

Peter Krause, Faustus Falkenhahn (Hg.)
Einsam – gemeinsam
Jugend im Gespräch
192 S., kt. DM 22,80 / ISBN 3-926841-43-5

Ernst-Martin Krauss
Holzwege, Steinwege ...
Erlebnisse mit Elementarwesen
92 S., Großformat, 13 farb. Abb., geb. DM 56,00
ISBN 3-926841-35-4

Jukka Kuoppamäki
Einsam – gemeinsam
Jugendliche singen Lieder mit Jukka Kuoppamäki
Musikkassette, DM 22,00

Andreas Meyer (Hg.)
Seele und Geist
Ansätze zu einer spirituellen Seelentherapie
160 S., kt. DM 26,00 / ISBN 3-926841-47-8

Heinz Schimmel (Hg.)
Tanz der Seelen
Der Tod als Verwandler der Seele. Die Totentanzdichtung von Joachim Fernau und ihre eurythmische Darstellung
108 S., 14 farb. Abb., kt. DM 25,00
ISBN 3-926841-53-2

FH 11
Über Tod und Sterben
3. Aufl., 264 S., kt. DM 24,80
ISBN 3-926841-11-7

FH 13
Hexen, New Age, Okkultismus
3. Aufl., 196 S., kt. DM 19,80
ISBN 3-926841-08-7

FH 14
Erneuerung der Religion
Die Christengemeinschaft, Sakramente, Kirche und Kultus
4. Aufl., 184 S., kt. DM 16,80
ISBN 3-926841-07-9

FH 15
Waldorfschule und Anthroposophie
3. Aufl., 132 S., kt. DM 9,80
ISBN 3-926841-00-1

FH 16
Kulturvergiftung: Rauschgift, Sucht und Therapie
2. Aufl., 228 S., kt. DM 16,80
ISBN 3-926841-21-4

FH 17
Kulturvergiftung: Alkohol
2. Aufl., 160 S., kt. DM 16,80
ISBN 3-926841-34-6

FH 18
Biologisch-dynamische Landwirtschaft, Ökologie, Ernährung
2. Aufl., 184 S., kt. DM 19,80
ISBN 3-926841-03-6

FH 19
Musik
2. Aufl., 184 S., kt. DM 16,80
ISBN 3-926841-06-0

FH 20
Sexualität, Aids, Prostitution
2. Aufl., 170 S., kt. DM 14,80
ISBN 3-926841-09-5

FH 21
Aids
164 S., kt. DM 14,80 / ISBN 3-926841-10-9

FH 22
Erkenntnis und Religion
Zum Verhältnis von Anthroposophischer Gesellschaft und Christengemeinschaft
132 S., kt. DM 14,80 / ISBN 3-926841-13-3

FH 23
Engel
2. Aufl., 172 S., 9 farb. Abb., kt. DM 19,80
ISBN 3-926841-15-X

FH 24
Direkte Demokratie / 1789–1989
240 S., kt. DM 14,80 / ISBN 3-926841-16-8

FH 25
Rechtsleben und soziale Zukunftsimpulse
Von der Dreigliederungsidee Rudolf Steiners zur Volksgesetzgebung
244 S., kt. DM 16,80 / ISBN 3-926841-17-6

FH 26
Michael
Januskopf Bundesrepublik
184 S., 8 farb. Abb., kt. DM 16,80
ISBN 3-926841-22-2

FH 27
Strafprozeß, Strafvollzug, Resozialisierung
224 S., kt. DM 16,80 / ISBN 3-926841-20-6

FH 28
Naturwissenschaft und Ethik
204 S., kt. DM 16,80 / ISBN 3-926841-25-7

FH 29
Freie Schule
248 S., kt. DM 19,80 / ISBN 3-926841-28-1

FH 30
Märchen
224 S., kt. DM 16,80 / ISBN 3-926841-29-X